RECHTER HANDRÜCKEN

Diese Reflexzonen beziehen sich auf die rechte Körperhälfte. Am unteren Ende der langen Mittelhandknochen verläuft quer die Linie der Taille, die dem unteren Ende des Brustkorbs entspricht. Oberhalb davon liegt die Zone des oberen Rückens, darunter jene des unteren Rückens, des Hüftgelenks und der Bauch- und Beckenorgane.

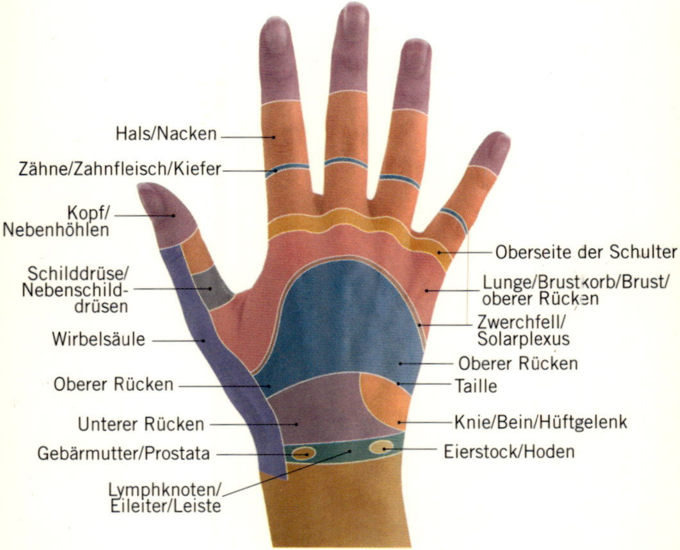

04

REFLEXZONEN

LINKER HANDRÜCKEN

Auf den Handrücken befinden sich einige streifenförmige Reflexzonen. Diejenigen der linken Hand beziehen sich auf die linke Körperseite vom Kopf bis hinunter zum linken Knie. Die Zonen für die Lymphknoten in der Leiste und für den Eileiter verlaufen rund ums Handgelenk.

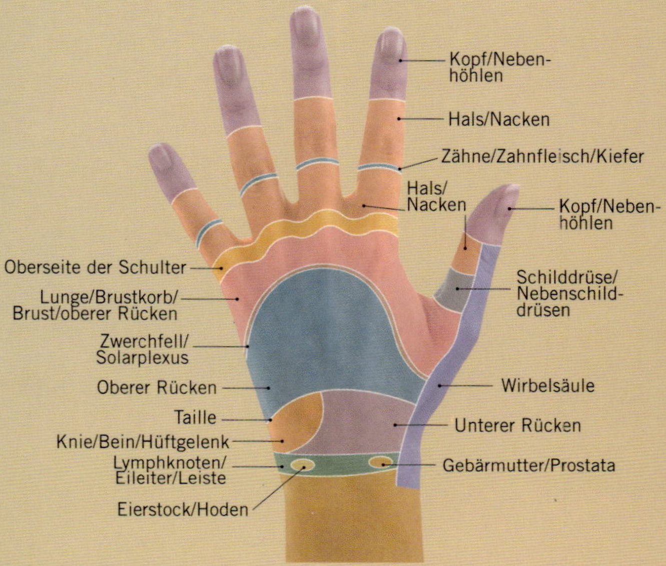

05

TECHNIKEN

IM ÜBERBLICK

1 **Der Daumengang**
Ziel dieser Technik ist es, möglichst gleichmäßig Druck auf die Hand oder den Fuß auszuüben, doch müssen Sie dazu wahrscheinlich erst ein wenig üben, bis Sie diese wichtige Technik gut beherrschen und anwenden können.

2 **Der Fingergang**
Dieser Griff ähnelt der Massagetechnik des Daumengangs, nur geht es beim Fingergang um das Beugen und Strecken des Zeigefinger-Endglieds. Die Technik wird vor allem zur Behandlung der Fuß- und Handrücken und an den Seiten eingesetzt.

3 **Einhaken und ziehen**
Mit diesem Griff bearbeitet man nur bestimmte Stellen, aber keine größeren Flächen. Sie bewegen dabei nur den Daumen ein wenig, die Hand dagegen bleibt ganz ruhig.

4 **Um einen Punkt rotieren**
Wie der Name schon sagt, geht es bei dieser Technik darum, eine Reflexzone mit dem Mittelfinger zu fixieren und dann das Fuß- oder Handgelenk um diesen Punkt herum kreisen zu lassen. Der Mittelfinger bewegt sich dabei nicht, sodass durch die Rotation mal stärkerer und mal leichterer Druck auf die Zone ausgeübt wird.

TECHNIKEN

ZEICHEN-ERKLÄRUNGEN

1 **Der Daumengang**

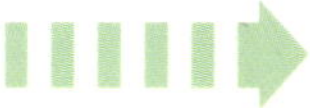

2 **Der Fingergang**

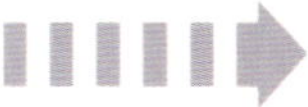

3 **Einhaken und ziehen**

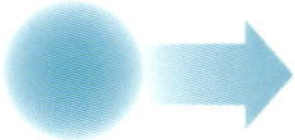

4 **Um einen Punkt rotieren**

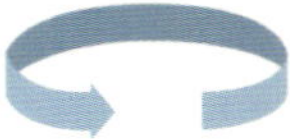

TECHNIKEN

06 DAUMENGANG
SCHRITTE 1–3

Der Daumengang beruht auf dem Beugen und Strecken des äußeren Daumenglieds. Es geht darum, sich in ganz kleinen Schritten vorwärts zu bewegen, sodass sich der Druck gleichmäßig anfühlt.

1. **Üben Sie zunächst** die Bewegung des Daumens, indem Sie ihn unter dem Endgelenk festhalten und das Gelenk einige Male beugen und strecken.

2. **Halten Sie den Daumen** weiter fest und setzen Sie ihn mit der Außenseite auf Ihrem Bein auf. Beugen und strecken Sie ihn mehrmals und schaukeln Sie dabei am Rand des Fingernagels entlang hin und her.

3. **Lassen Sie den Daumen los** und versuchen Sie, ihn mit der gleichen Bewegung – beugen und strecken – wie eine Raupe vorwärts zu bringen. Drücken Sie ihn nicht nach vorne.

DAUMENGANG
SCHRITTE 1–3

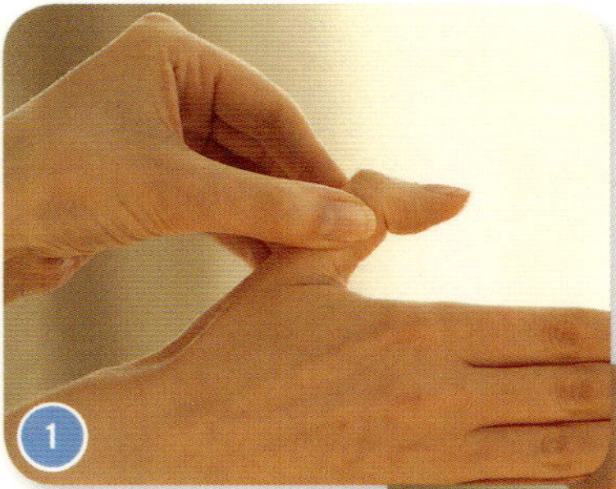

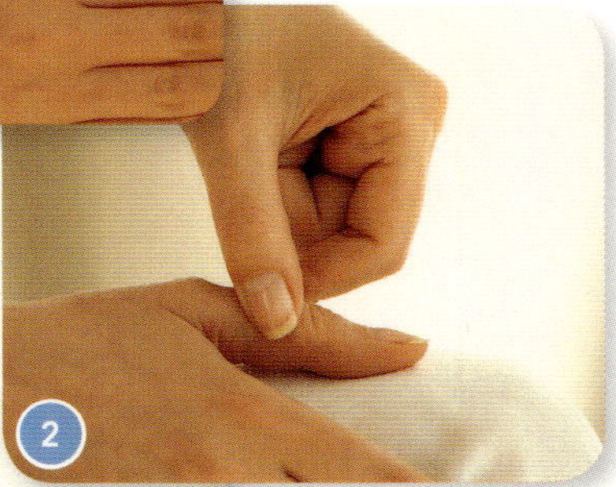

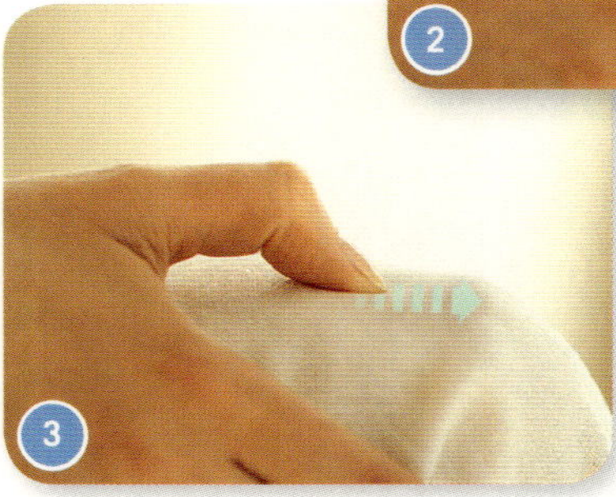

07

TECHNIKEN

DAUMENGANG
SCHRITTE 4–6

4 **Legen Sie nun die Finger** und den Daumen wie abgebildet auf Ihren Unterarm. Durch das Zusammenspiel entsteht eine Hebelwirkung, die für den nötigen Druck sorgt.

5 **Senken Sie das Handgelenk,** sodass der Daumen jetzt Druck ausübt. Der Druck soll sich aus dem Zusammenspiel von Fingern, Hand und Unterarm ergeben.

6 **Beugen und strecken** Sie jetzt den Daumen und gehen Sie bei jedem Strecken ein wenig weiter vorwärts. Üben Sie an Ihrem Unterarm, bis sich der Druck und die Bewegung ganz gleichmäßig anfühlen.

Tipp

- Der Daumengang fällt Ihnen leichter, wenn Sie den Daumen im richtigen Winkel ansetzen. Legen Sie beide Hände flach auf den Tisch und prägen Sie sich ein, welcher Teil der Daumen die Tischplatte berührt. Diesen Teil der Daumenaußenseite sollten Sie beim Daumengang einsetzen.

DAUMENGANG
SCHRITTE 4–6

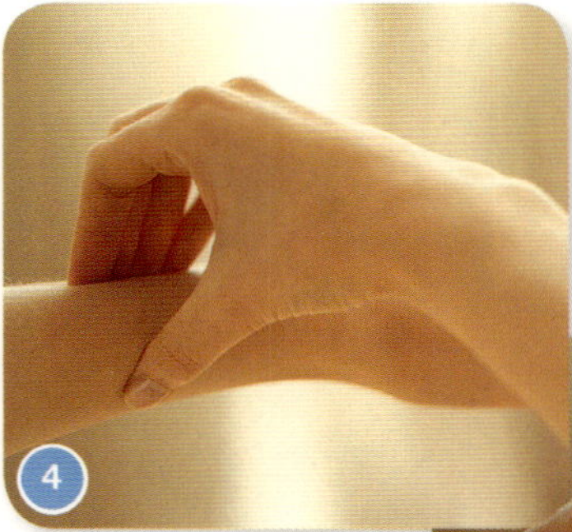

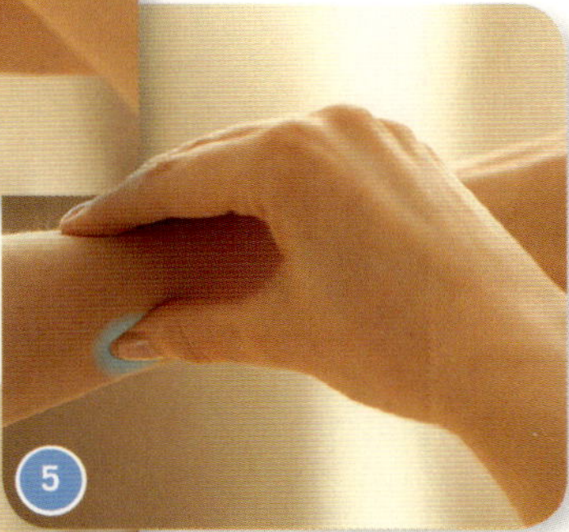

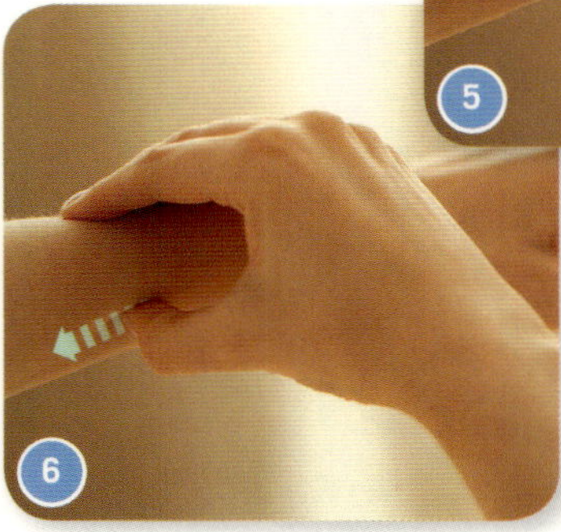

08

TECHNIKEN

FINGERGANG
SCHRITTE 1–2

Der Handrücken ist ein ideales Übungsgelände für den Fingergang. Die Vorwärtsbewegung entsteht dabei wieder wie beim Daumengang durch das Beugen und Strecken des vorderen Fingergelenks, wodurch die Fingerspitze entlang dem Nagelrand vor- und zurückschaukelt.

1 **Halten Sie den Zeigefinger** wie abgebildet am mittleren Gelenk fest. Üben Sie nun das äußerste Fingerglied zu beugen und zu strecken.

2 **Wenn Sie diese Bewegung** ohne Mühe ausführen können, setzen Sie den Zeigefinger auf dem Handrücken der anderen Hand auf.

FINGERGANG
SCHRITTE 1–2

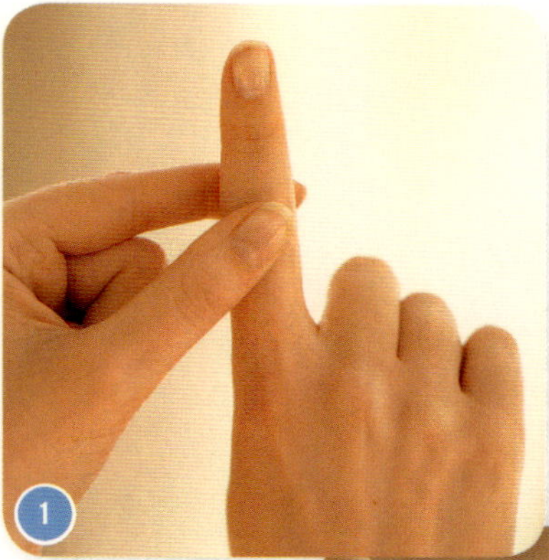

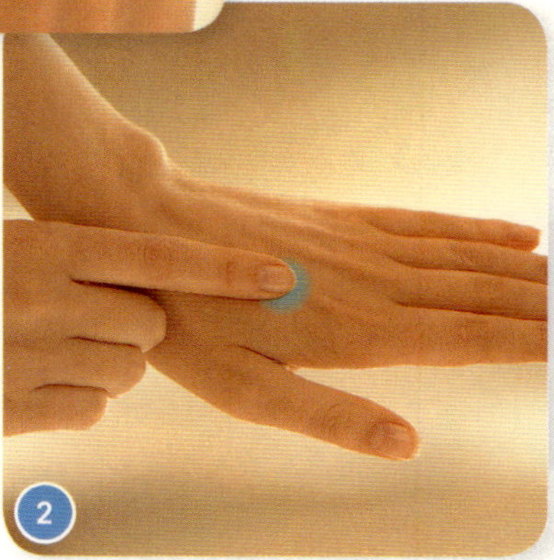

FINGERGANG
SCHRITTE 3–5

3 **Versuchen Sie jetzt** die gleiche Streck- und Beugebewegung durchzuführen, während die Fingerspitze auf der Hand aufliegt. Wippen Sie entlang des Nagelrandes vor und zurück.

4 **Um mit Hebelwirkung zu arbeiten,** setzen Sie den Daumen gegenüber den anderen Fingern auf. Üben Sie vorerst wie abgebildet an Ihrem Unterarm.

5 **Heben Sie nun das Handgelenk an** und drücken Sie die Finger auf den Unterarm. Spüren Sie, wie viel mehr Druck die Finger ausüben? Bewegen Sie jetzt den Zeigefinger im Fingergang vorwärts.

Tipp

- Meist lernt der Zeigefinger diese Technik von ganz alleine, besonders wenn man den Daumengang bereits gut beherrscht. Beachten Sie, dass man auch mit dem Fingergang immer nur vorwärts, nie zur Seite oder nach hinten geht.

FINGERGANG
SCHRITTE 3–5

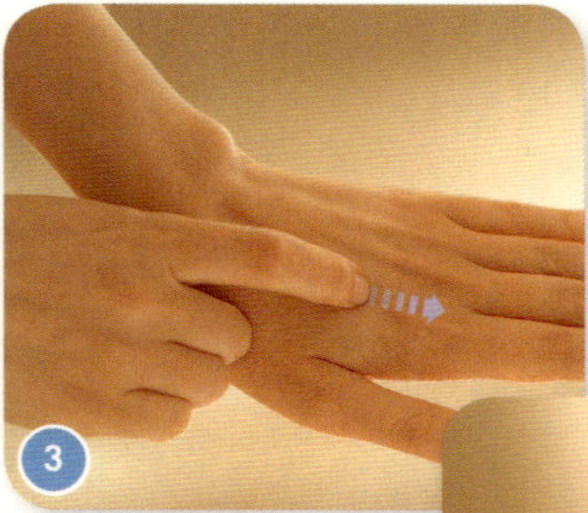

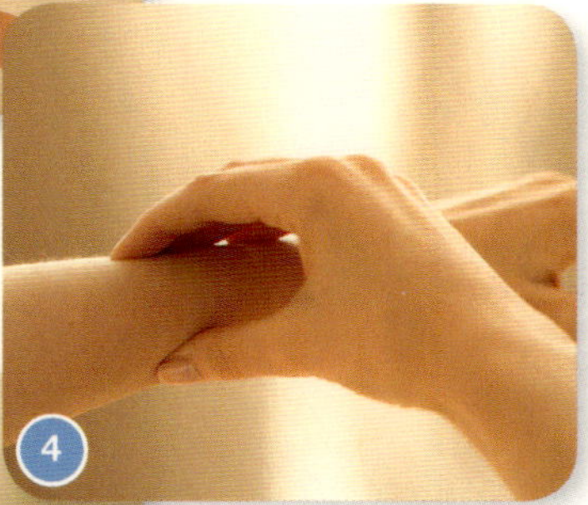

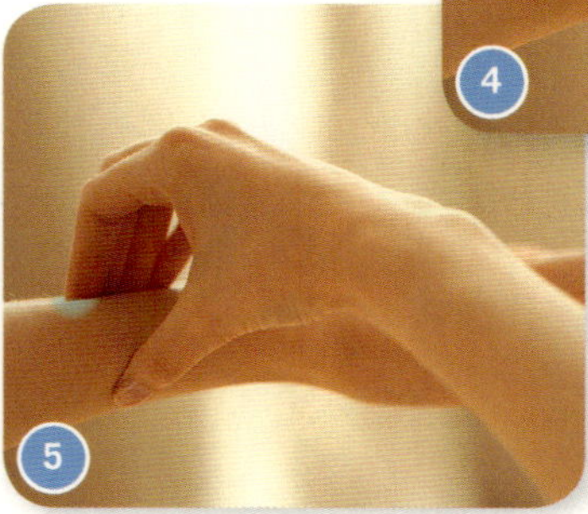

TECHNIKEN

10 UM EINEN PUNKT ROTIEREN SCHRITTE 1–2

1. **Nehmen Sie die Ferse so** in Ihre Haltehand, dass der Daumen am Knöchel liegt. Der Mittelfinger liegt auf der Innenseite des Fußgelenks. Umfassen Sie mit der anderen Hand den Fußballen und bewegen Sie ihn mehrere Male im Uhrzeigersinn im Kreis herum. Achten Sie auf eine gleichmäßige Bewegung, durch die der unbewegte Mittelfinger der Haltehand wie ein Ein-/Ausschalter immer abwechselnd starken und leichten Druck ausübt.

2. **Wiederholen Sie das Kreisen** nun einige Male entgegen dem Uhrzeigersinn und achten Sie wieder auf möglichst gleichmäßige Bewegungen bei der Rotation.

Tipp

- Packen Sie den Fuß nicht an den Zehen. Die Innenseite der Knöchel ist sehr empfindlich. Drücken Sie nicht mit den Fingern, sondern lassen Sie den Druck durch die Rotation des Gelenks entstehen.

UM EINEN PUNKT ROTIEREN
SCHRITTE 1–2

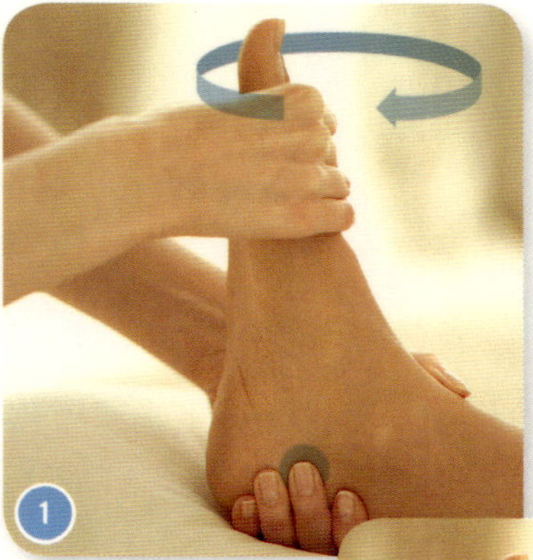

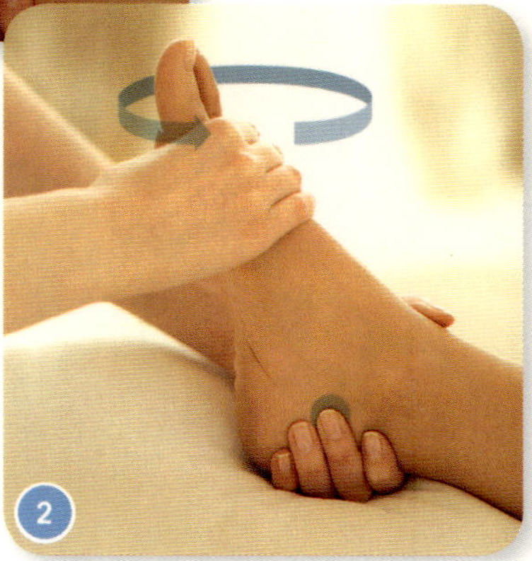

TECHNIKEN

11 EINHAKEN UND ZIEHEN
SCHRITTE 1–3

Wie bei allen Techniken, ist auch hier die Hebelwirkung sehr wichtig, um tiefer gelegene Punkte zu erreichen. Entsprechend dem Daumengang entsteht der Hebel durch die Finger und die Stellung des Handgelenks.

1. **Setzen Sie den Daumen** auf der Handfläche der anderen Hand auf, die Finger liegen auf dem Handrücken. Beugen Sie das Daumengelenk und ziehen Sie zur Druckausübung den Daumen zurück.

2. **Um die Hebelwirkung zu trainieren** setzen Sie die vier Finger und den Daumen wie abgebildet auf dem Unterarm an.

3. **Senken Sie das Handgelenk,** sodass der Druck des Daumens auf den Unterarm verstärkt wird. Haken Sie in dieser Stellung den Daumen ein und ziehen Sie ihn leicht zurück.

Tipp

- Um nicht den Fingernagel in die Haut zu drücken, pressen Sie mehr mit der Kuppe des Daumens.

EINHAKEN UND ZIEHEN
SCHRITTE 1–3

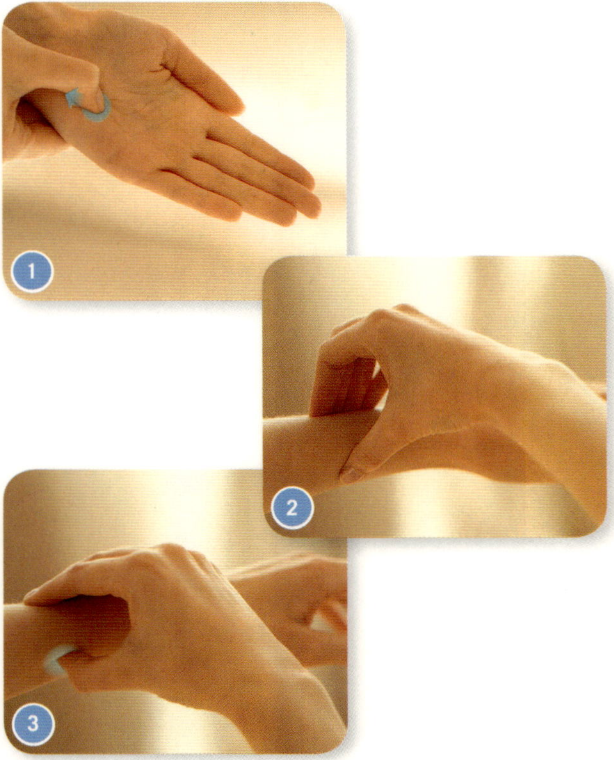

12

FUSSREFLEXZONENMASSAGE

FÜSSE-EXTRAS

HIN UND HER

Mit dieser Technik bewegt man den Fuß hin und her, um ihn zu lockern. Der Fuß wird dabei gekippt und leicht gedreht. Diese Seitwärtsbewegungen sind eine willkommene Abwechslung.

1. **Legen Sie die Hände seitlich** an den Fuß an. Bewegen Sie die eine Seite mit der rechten Hand von sich weg, während Sie gleichzeitig die andere mit der linken Hand zu sich hinziehen.

2. **Jetzt ziehen Sie Ihre rechte Hand** mit der rechten Seite des Fußes zu sich hin und drücken die linke Seite mit Ihrer linken Hand von sich weg. Führen Sie die Bewegungen abwechselnd durch und steigern Sie das Tempo.

Tipp

- Am wirksamsten ist diese Technik, wenn sie rhythmisch und schnell ausgeführt wird. Lassen Sie Ihre Hände mit leichtem Druck am Fußballen. Pressen Sie nicht zu fest, sonst schränken Sie die Beweglichkeit des Fußes ein. Durch Übung gelingt Ihnen der Griff immer schneller und Sie können ihn auch immer länger ausführen.

FÜSSE-EXTRAS
HIN UND HER

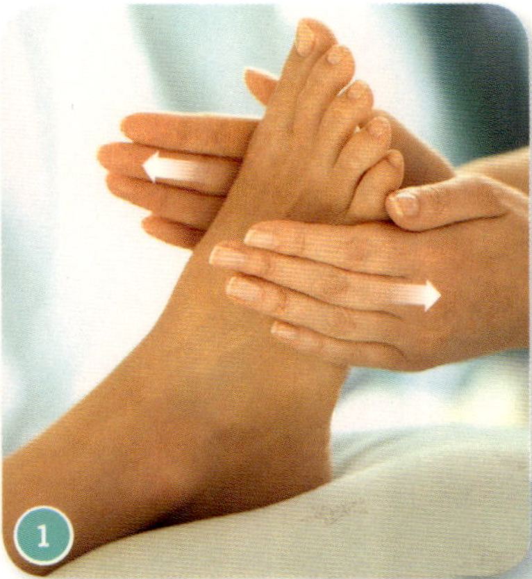

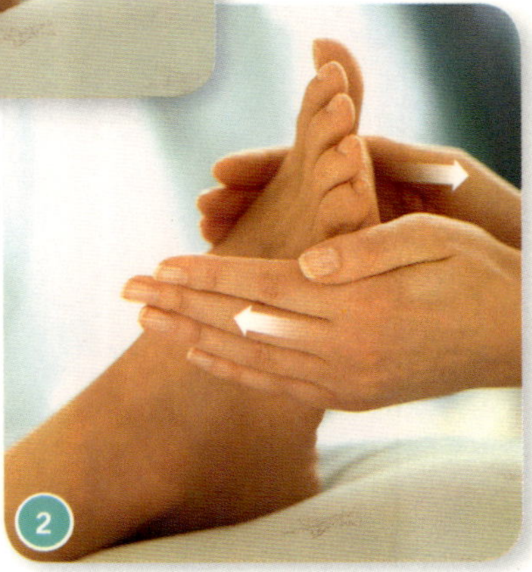

(13) FUSSREFLEXZONENMASSAGE

FÜSSE-EXTRAS

DEN MITTELFUSS LOCKERN

Die Gelenke im Mittelfuß werden oft durch schlechte Schuhe und langes Stehen zusammengedrückt. Das bedeutet Stress für den ganzen Fuß und die Reflexzonen in der Mitte. Mit dieser Technik lösen Sie diesen Stress.

1. **Halten Sie mit Ihrer Haltehand** die Mitte des Fußrückens fest. Fassen Sie mit der anderen Hand den Fußballen und bewegen Sie ihn im Uhrzeigersinn im Kreis herum. Mehrmals wiederholen.

2. **Bewegen Sie den Fußballen** entgegengesetzt einige Male.

Tipp

- Drücken Sie den Fuß beim Rotieren in Richtung Ihrer Haltehand. Sie können auch das Fußgelenk statt den Mittelfuß festhalten.

FÜSSE-EXTRAS

DEN MITTELFUSS LOCKERN

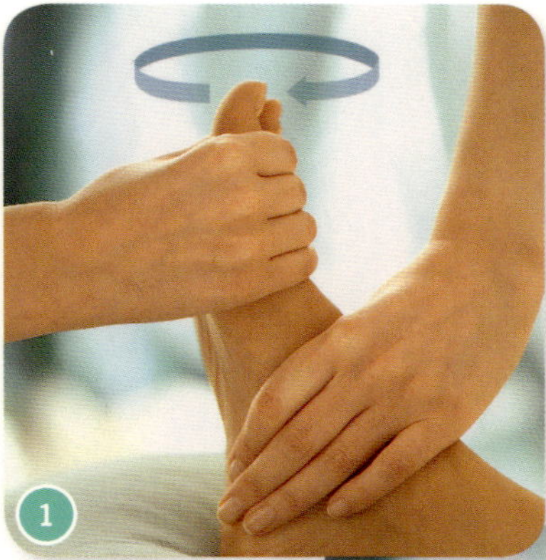

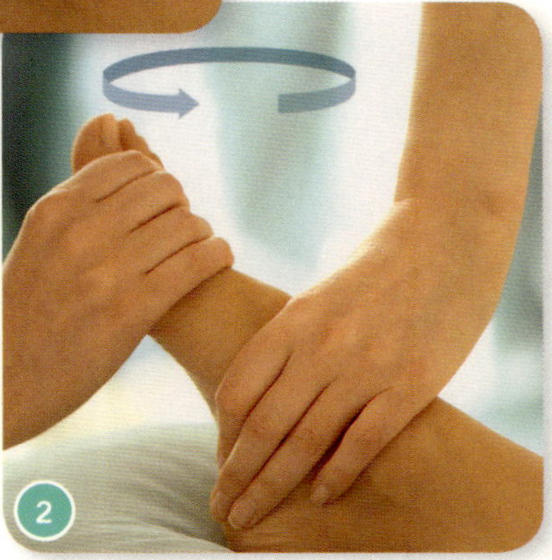

(14) FUSSREFLEXZONENMASSAGE

FÜSSE-EXTRAS

WIRBELDREHUNG

Bei dieser Technik wird die Reflexzone der Wirbelsäule entspannt, daher der Name. Am angenehmsten ist die Technik, wenn alle Finger mitarbeiten.

1. **Umfassen Sie den Fuß** mit beiden Händen von der Innenseite, die Daumen liegen auf der Sohle. Drehen Sie den Fuß mit der Hand, die näher an den Zehen liegt, die andere bewegt sich nicht.

2. **Drehen Sie den Fuß jetzt** mit derselben Hand in die andere Richtung, die Haltehand bleibt wieder ruhig. Drehen Sie den Fuß noch einmal sanft in beide Richtungen. Setzen Sie beide Hände dann etwas näher am Knöchel an und wiederholen Sie die Technik noch einige Male.

FÜSSE-EXTRAS
WIRBELDREHUNG

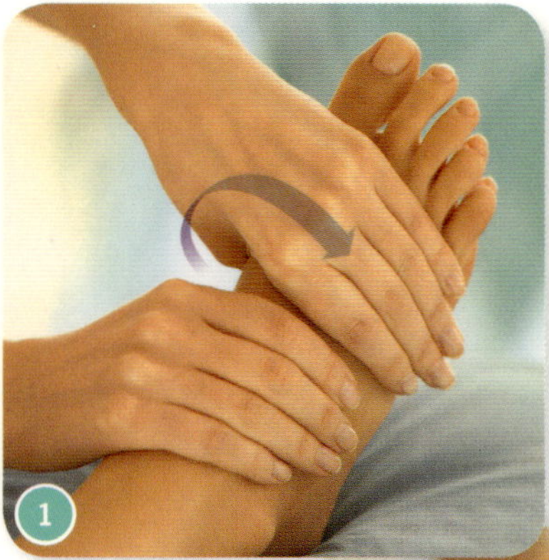

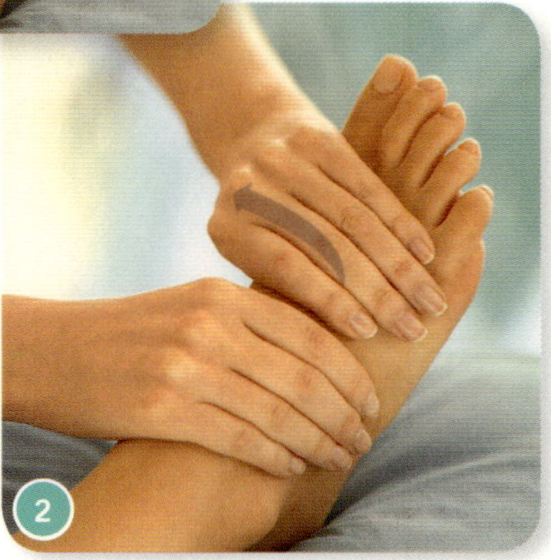

FUSSREFLEXZONENMASSAGE

15 ZEHENUNTERSEITEN SCHRITTE 1–3

Ein Großteil der Reflexzonen, die bei diesem Schritt bearbeitet werden, stehen in Verbindung mit Körperteilen, die Abläufe in unserem Körper regulieren z. B. Hypophyse, Schilddrüse, Gehirn oder Nebenhöhlen.

1. **Halten Sie die große Zehe** mit der linken Hand fest. Legen Sie den rechten Daumen neben die Zone der Hypophyse. Haken Sie ihn ein und ziehen Sie ihn wiederholt über die Zone.

2. **Nun setzen Sie den Daumen** auf die Zonen für Hals, Schilddrüse und Nebenschilddrüsen. Wandern Sie mit dem Daumengang quer über das erste Zehenglied, mindestens einmal weiter oben und einmal unten.

3. **Wechseln Sie die Hände** und gehen Sie in entgegengesetzter Richtung wieder in unterschiedlicher Höhe mithilfe des Daumengangs quer über die ersten Zehenglieder. Wiederholen Sie den Griff mehrmals.

ZEHENUNTERSEITEN SCHRITTE 1–3

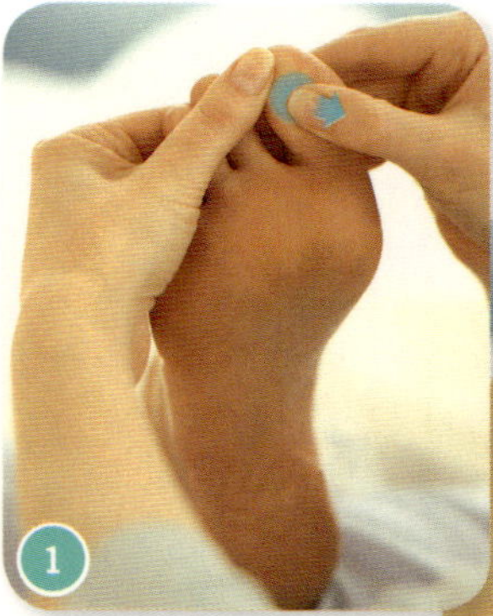

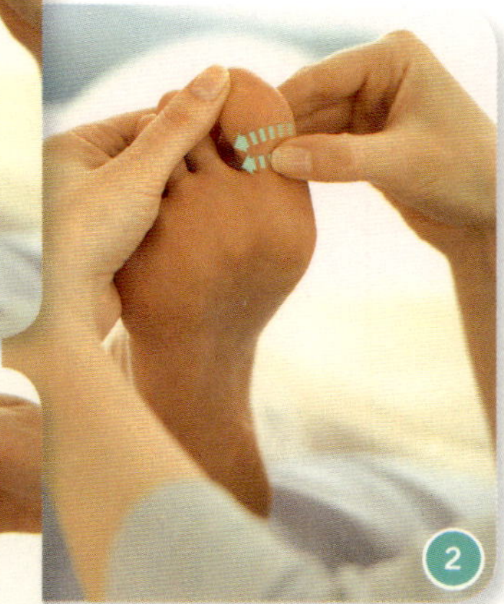

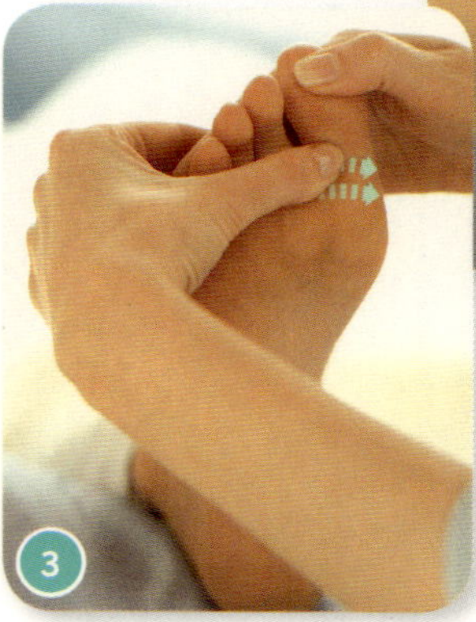

(16) FUSSREFLEXZONENMASSAGE

ZEHENUNTERSEITEN

SCHRITTE 4–6

(4) **Zonen für Kopf, Gehirn**, Nebenhöhlen und Hals: Zehen mit der linken Hand halten. Mit dem Daumengang von der Spitze zur Wurzel der großen Zehe wandern.

(5) **Setzen Sie den Daumen** neu an und gehen Sie die Seite der großen Zehe hinunter.

(6) **Halten Sie mit der linken Hand** die zweite Zehe fest und gehen Sie mit dem Daumen in der Mitte und an der Seite hinunter. An der dritten und vierten Zehe wiederholen. An der kleinen Zehe wiederholen. Dann die Zehe mit der rechten Hand festhalten und mit dem linken Daumen in der Mitte und an der anderen Seite jeder Zehe hinuntergehen.

ZEHENUNTERSEITEN
SCHRITTE 4–6

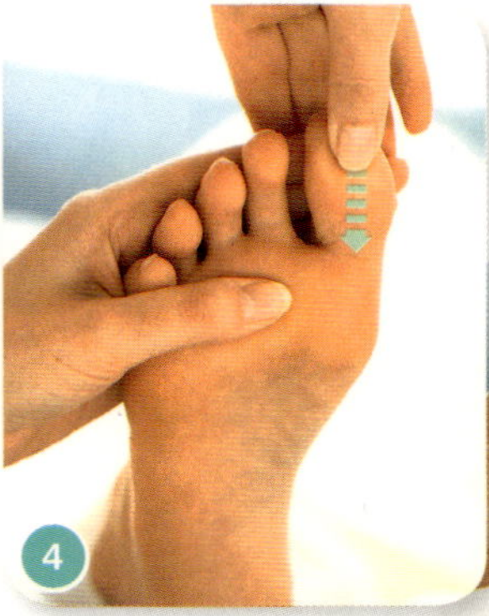

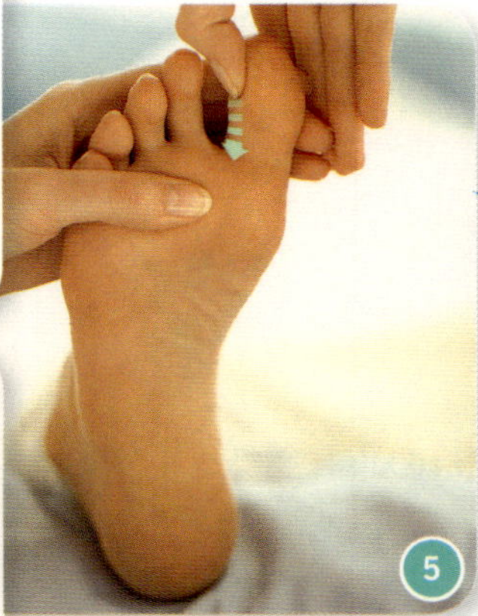

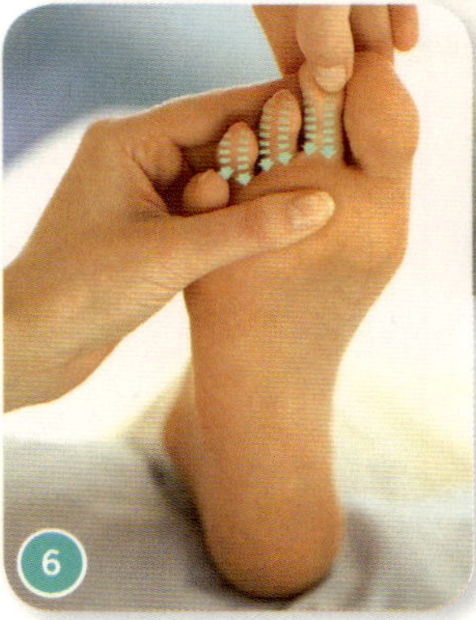

17

FUSSREFLEXZONENMASSAGE

ZEHENANSATZ
SCHRITTE 1–3

Die Reflexzonen, um die es in diesem Abschnitt geht, stehen in Verbindung mit einer Reihe von Körperteilen. Wenn Sie sie bearbeiten, verbessert sich die Funktion der entsprechenden Organe und Gelenke und Sie können auch Spannung und Schmerzen in den Schultern lindern. Arbeiten Sie am rechten Fuß bei Beschwerden in der rechten Schulter, am linken, um die linke Schulter zu behandeln.

1 **Umfassen Sie den Fußballen** mit der linken Hand und ziehen Sie mit dem Daumen das Gewebe nach unten, damit Sie besser arbeiten können.

2 **Bearbeiten Sie die Zone** für das Auge, indem Sie mit dem rechten Daumen über das obere Ende des Fußballens wandern. Gehen Sie dann über die Zonen für das Innenohr und das Ohr sowie die Zone der Oberseite der Schulter, die hinter den anderen Zonen liegt.

ZEHENANSATZ
SCHRITTE 1–3

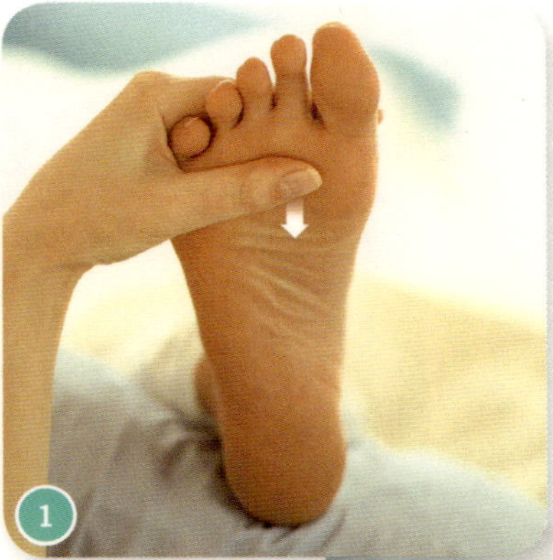

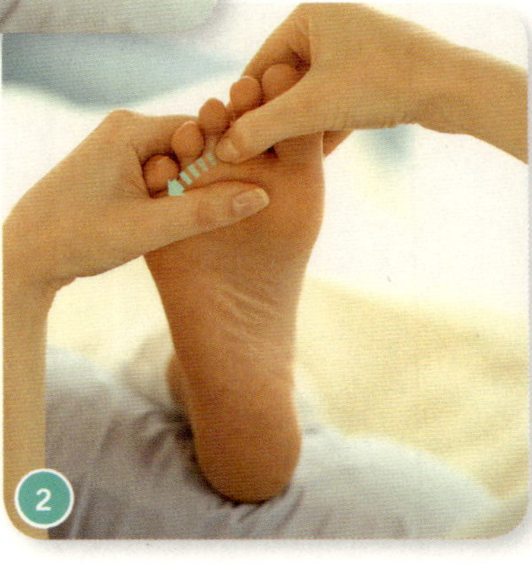

18

FUSSREFLEXZONENMASSAGE

ZEHENANSATZ

SCHRITTE 3–5

3 **Wechseln Sie die Hände** und arbeiten Sie mit dem linken Daumen in entgegengesetzter Richtung. So ist eine gründliche Behandlung sichergestellt. Beginnen Sie bei der Zone des Ohrs.

4 **Um die Zone der Augen** gründlich zu bearbeiten, legen Sie die Spitze des rechten Daumens und die des rechten Zeigefingers zwischen die zweite und dritte Zehe und kneten Sie sanft mehrere Male das Gewebe durch.

5 **Behandlung der Innenohr-Zone:** Fuß mit der linken Hand halten. Spitze des linken Daumens und die des linken Zeigefingers zwischen die dritte und vierte Zehe legen und das Gewebe mehrmals durchkneten. Den Griff zur Behandlung des Ohrs zwischen der vierten und der kleinen Zehe wiederholen.

FUSSREFLEXZONENMASSAGE

ZEHENANSATZ
SCHRITTE 3–5

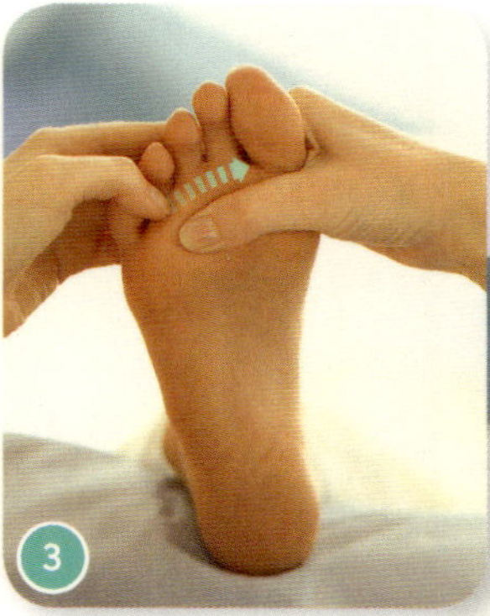

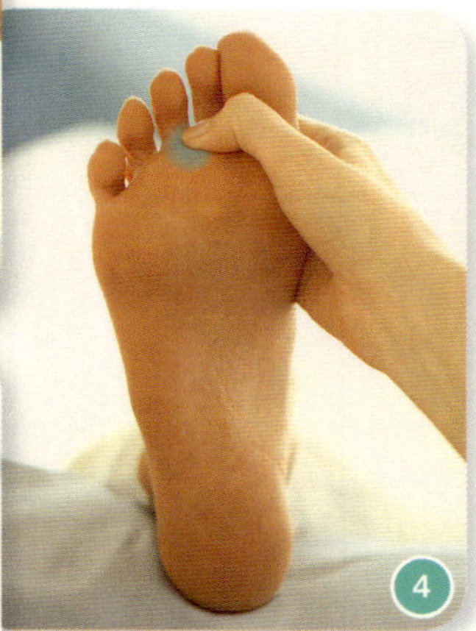

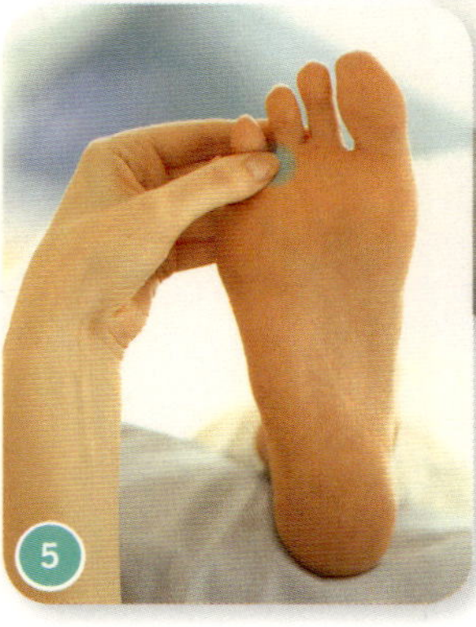

19

FUSSREFLEXZONENMASSAGE

FUSSBALLEN
SCHRITTE 1–2

In dieser Folge behandeln Sie einige Reflexzonen, die mit der Lunge und anderen Körperteilen, die mit der Atmung und dem Sauerstofftransport im Körper in Verbindung stehen, korrespondieren. Darüber hinaus werden der obere Rücken und die Schultern behandelt.

1. **Die Zehen mit der linken Hand** etwas nach hinten biegen. Von der Zone des Zwerchfells aus mit dem Daumengang nach oben über die Zonen für das Herz und den Brustkorb wandern. Diese große Zone mehrmals bearbeiten.

2. **Setzen Sie den rechten Daumen** nun auf der Reflexzone des Solarplexus auf und wandern Sie wieder im Daumengang mehrmals von unten nach oben durch die Zone.

FUSSBALLEN
SCHRITTE 1–2

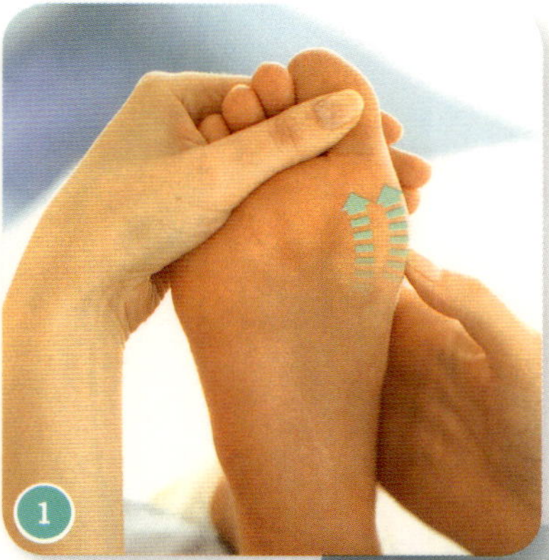

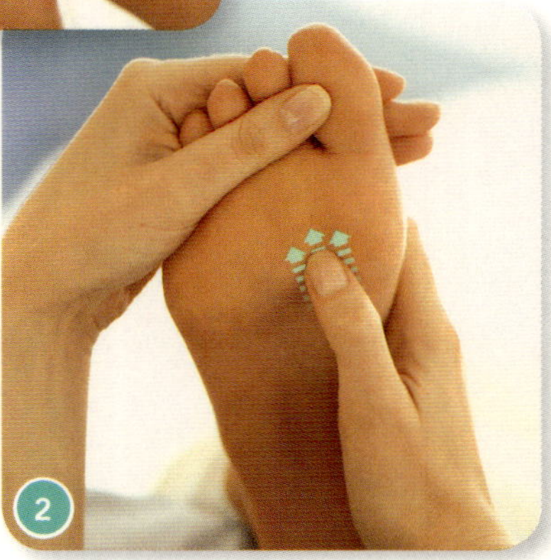

20

FUSSREFLEXZONENMASSAGE

FUSSBALLEN

SCHRITTE 3–5

3 **Als Nächstes gehen Sie** mit dem Daumengang durch die Zonen für die Lunge, den Brustkorb und den oberen Rücken. Wandern Sie wieder mehrmals von unten nach oben bis zwischen die zweite und die dritte Zehe.

4 **Wechseln Sie die Hände** und halten Sie die Zehen nun mit der rechten Hand nach hinten. Arbeiten Sie mit dem linken Daumen ausgehend von der Zwerchfell-Zone im Daumengang diesen Bereich der Reflexzone der Lunge, des Brustkorbs und des oberen Rückens durch bis zwischen die dritte und vierte Zehe.

5 **Fangen Sie wieder an** der Zwerchfell-Zone an und behandeln Sie nun die Schulter-Zone mit dem linken Daumen.

FUSSBALLEN
SCHRITTE 3–5

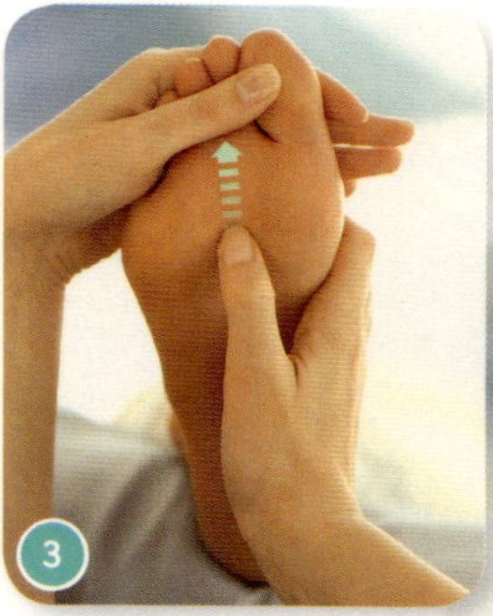

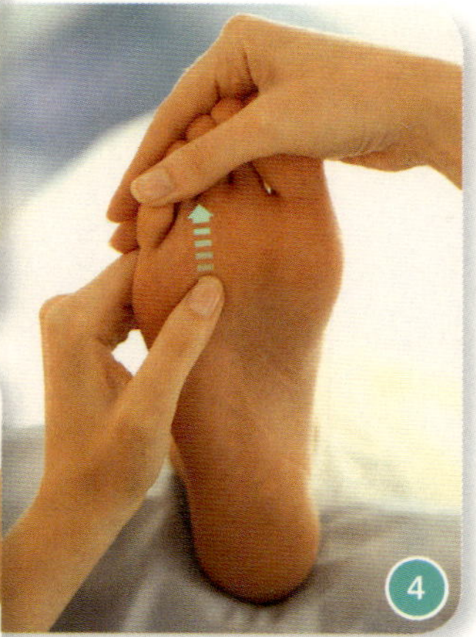

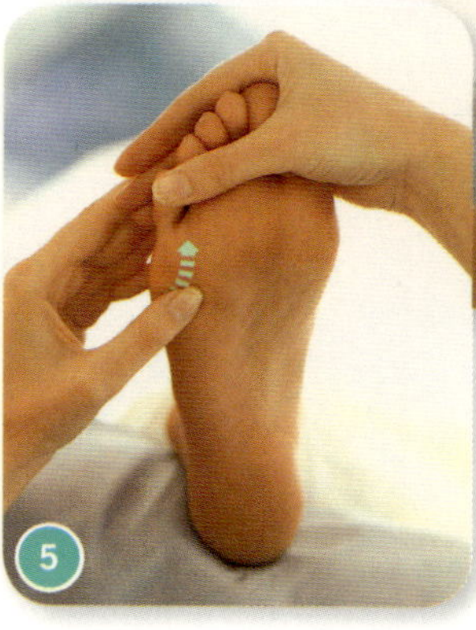

21

FUSSREFLEXZONENMASSAGE

VORDERES LÄNGSGEWÖLBE
SCHRITTE 1–2

Die Reflexzonen dieses Abschnitts stehen in Verbindung mit Organen, die u. a. für die Verdauung, die Energie im Körper und den Wasserhaushalt verantwortlich sind. Arbeiten Sie zwischen diesen Zonen, um die entsprechenden Organe anzuregen und zu stärken.

1. **Mit der linken Hand** die Zehen zurückbiegen, mit dem rechten Daumen durch die Zone der Bauchspeicheldrüse gehen. Am linken Fuß erstreckt sich diese Zone über den ganzen Fuß.

2. **Auf der Hälfte** des langen Mittelfußknochens liegen die Reflexzone der Nebenniere und ein Teil der Magenzone. Gehen Sie in diesem Bereich im Daumengang mehrmals von unten nach oben.

VORDERES LÄNGSGEWÖLBE
SCHRITTE 1–2

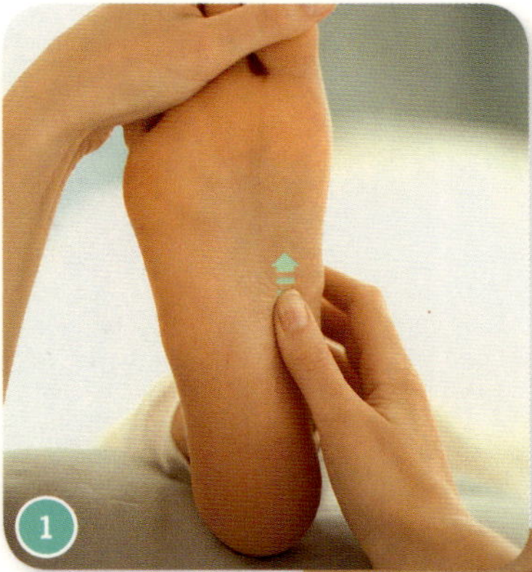

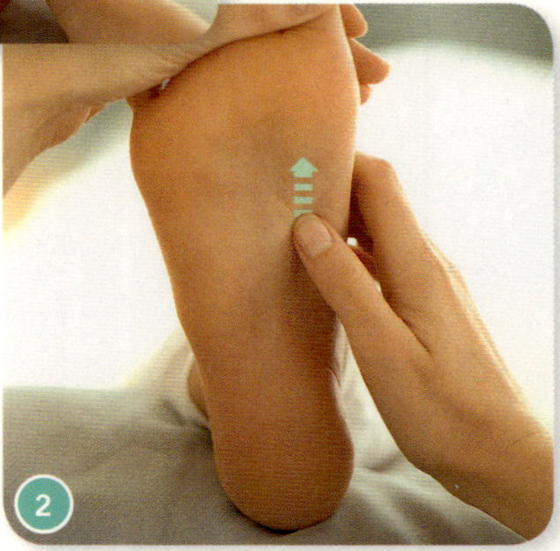

FUSSREFLEXZONENMASSAGE

VORDERES LÄNGSGEWÖLBE

SCHRITTE 3–5

3 **Setzen Sie den rechten Daumen** auf der Nieren-Zone an. Wandern Sie dann mit dem Daumengang mehrmals durch diese Zone.

4 **Als Nächstes wandern Sie**, ausgehend von der Nieren-Zone, mehrmals diagonal durch die Zonen der Leber und der Gallenblase.

5 **Wechseln Sie die Hände.** Wandern Sie nun mit dem linken Daumen, ausgehend von der Taille in der Mitte des Fußes, wieder diagonal im Daumengang durch die Reflexzonen von Leber und Gallenblase.

VORDERES LÄNGSGEWÖLBE SCHRITTE 3–5

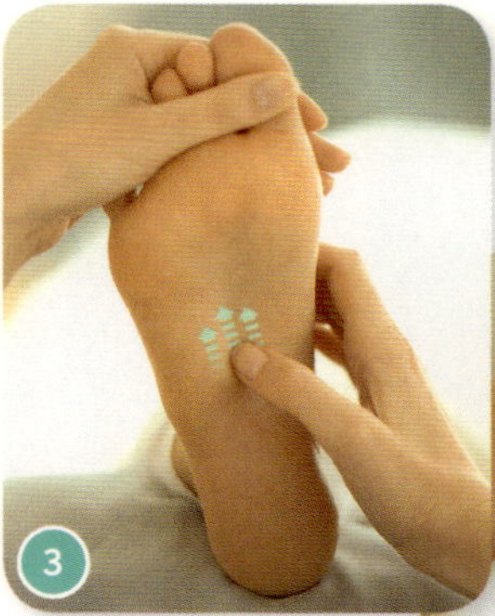

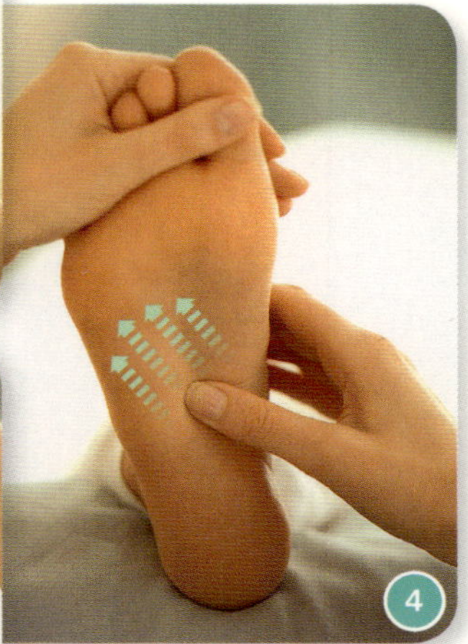

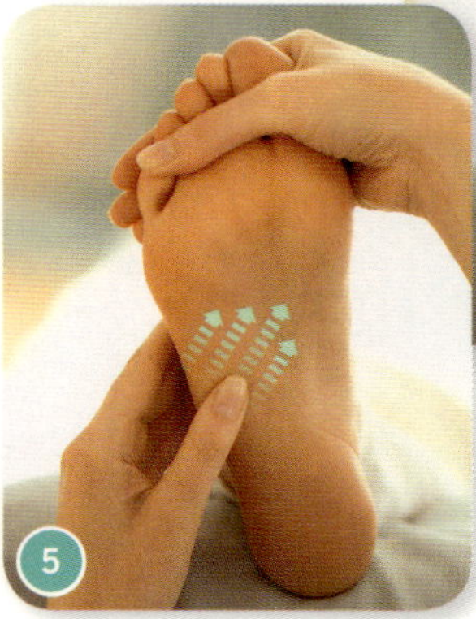

FUSSREFLEXZONENMASSAGE

23 HINTERES LÄNGSGEWÖLBE SCHRITTE 1–2

In diesem Abschnitt geht es um die Reflexzonen von Organen, die die Nahrung verarbeiten. Wenn Sie diese Zonen bearbeiten, fördern Sie die Funktion des Dünndarms, des Dickdarms und der Ileozökalklappe zwischen Dünndarm und Dickdarm.

1 **Um die Reflexzone** der Ileozökalklappe zu finden, wandern Sie am rechten Fuß den langen Mittelfußknochen unter der kleinen Zehe hinab, bis Sie eine Vertiefung spüren. Die Zone liegt genau am tiefsten Punkt. Haken Sie hier den Daumen ein und ziehen Sie ihn über die Zone etwas zurück.

2 **Von dort aus gehen Sie** mit dem Daumengang durch die Zone des Dickdarms. Biegen Sie die Zehen etwas nach hinten und wandern Sie mit dem linken Daumen durch die Zone des aufsteigenden Dickdarms nach oben.

HINTERES LÄNGSGEWÖLBE
SCHRITTE 1–2

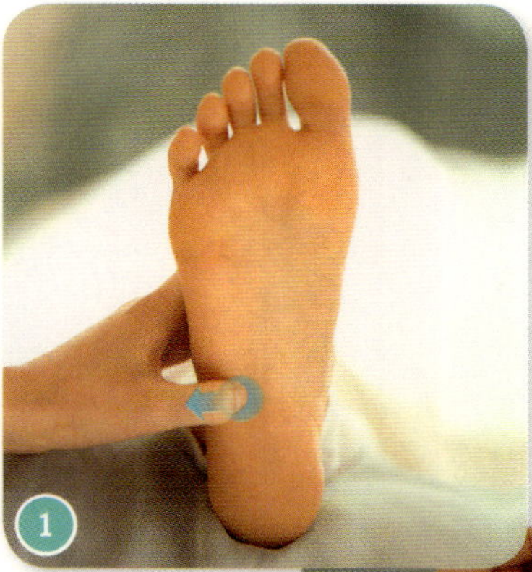

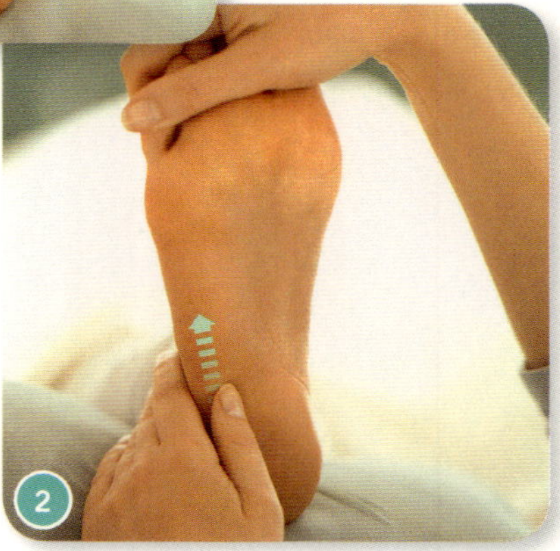

24

FUSSREFLEXZONENMASSAGE

HINTERES LÄNGSGEWÖLBE

SCHRITTE 3–5

3 **Setzen Sie den linken Daumen** an der Fußmitte neu an und wandern Sie wie abgebildet mit dem Daumengang von außen nach innen durch die Zone des quer verlaufenden Dickdarms.

4 **Hände wechseln.** Mit dem rechten Daumen diagonal von unten nach oben durch die Dünndarm-Zone gehen. Die Zehen locker lassen, wenn Sie über die große Sehne gehen.

5 **Wechseln Sie nochmals die Hände** und gehen Sie mit dem linken Daumen noch einmal diagonal durch die Dünndarm-Zone. Die obere Begrenzung ist die Zone des quer verlaufenden Dickdarms.

HINTERES LÄNGSGEWÖLBE
SCHRITTE 3–5

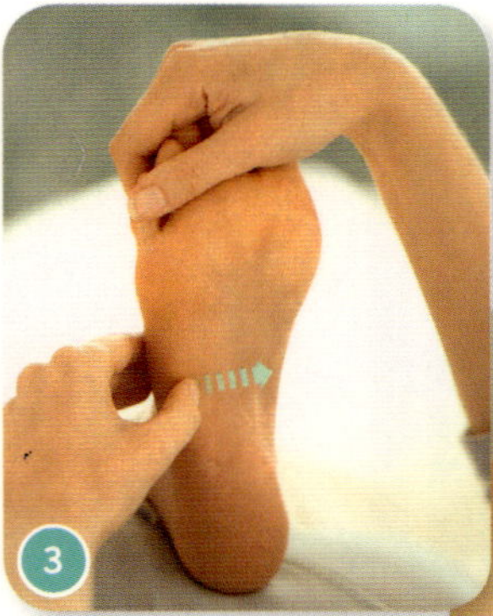

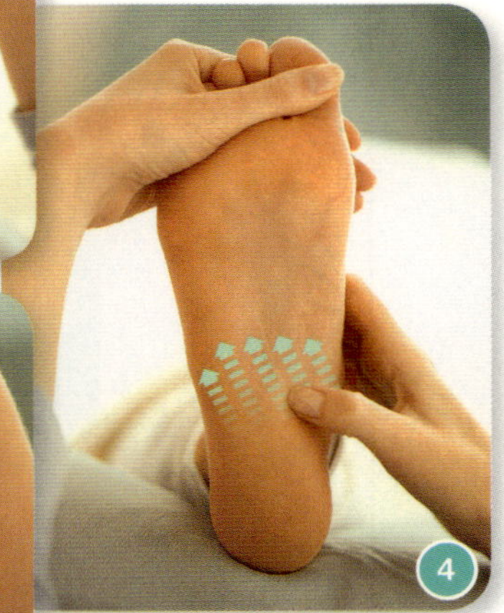

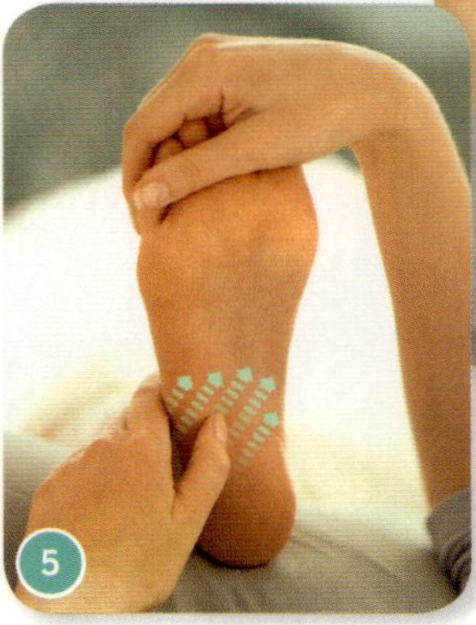

25

FUSSREFLEXZONENMASSAGE

FUSSINNENSEITE

SCHRITTE 1–3

Die Reflexzonen in diesem Bereich stehen z. B. in Verbindung mit der Wirbelsäule – die entsprechende Zone verläuft entlang der Innenseite des Fußes.

1. **Nehmen Sie die Ferse** in die linke Handfläche und legen Sie den Mittelfinger auf den gefundenen Punkt. Fassen Sie mit der rechten Hand den Fußballen und lassen Sie den Fuß um den Punkt rotieren.

2. **Den Fuß mit der linken Hand** halten und mit dem rechten Daumen mehrmals durch die Zone des Steißbeins gehen.

3. **Setzen Sie am Fersenrand** neu an und gehen Sie auch noch mehrmals quer durch die Steißbein-Zone.

FUSSINNENSEITE
SCHRITTE 1–3

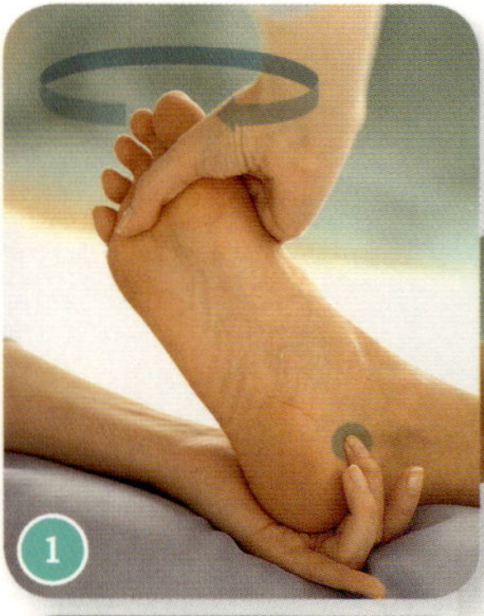

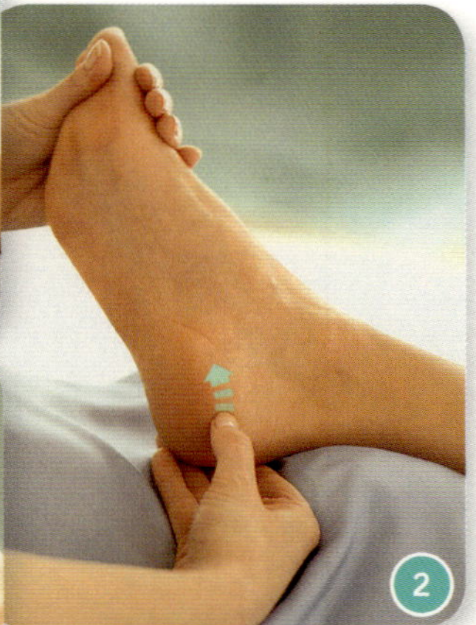

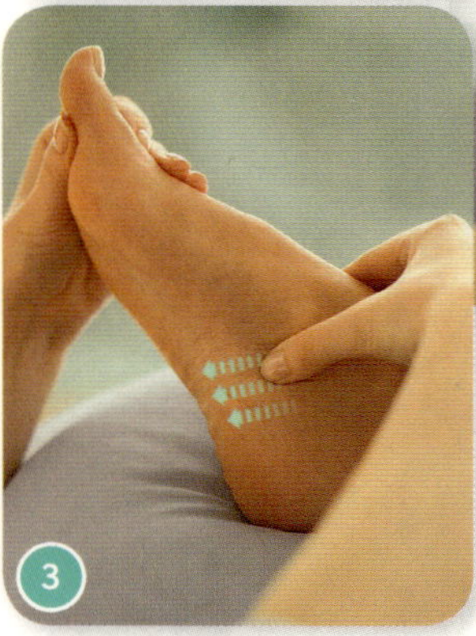

FUSSINNENSEITE
SCHRITTE 4–6

4 **Setzen Sie den Daumen** neu an und gehen Sie mehrmals von unten nach oben durch die Zone des oberen Rückens.

5 **Von der Zwerchfell-Zone** aus gehen Sie nun mehrfach aufwärts durch die Zone der Wirbelsäule auf Höhe der Schulterblätter.

6 **Zur Behandlung von Hals/Nacken** und Hirnstamm wandern Sie im Daumengang mehrmals die Innenseite der großen Zehe hoch.

FUSSINNENSEITE
SCHRITTE 4–6

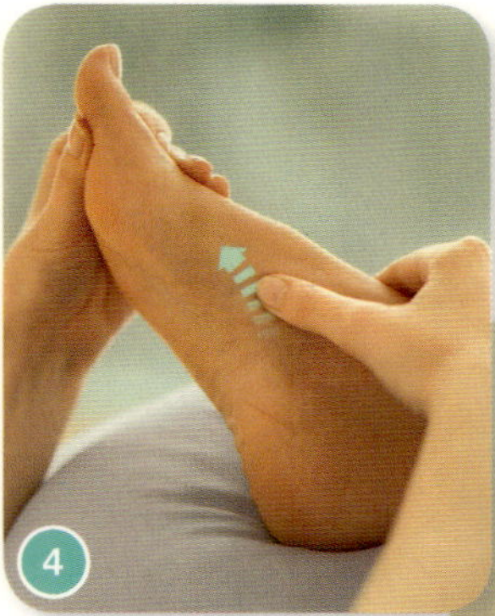

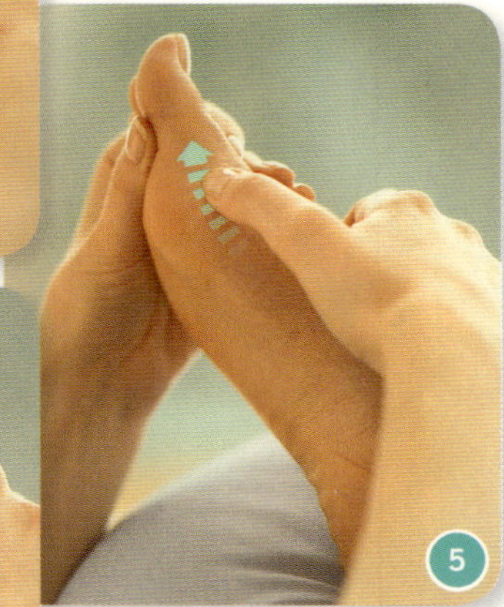

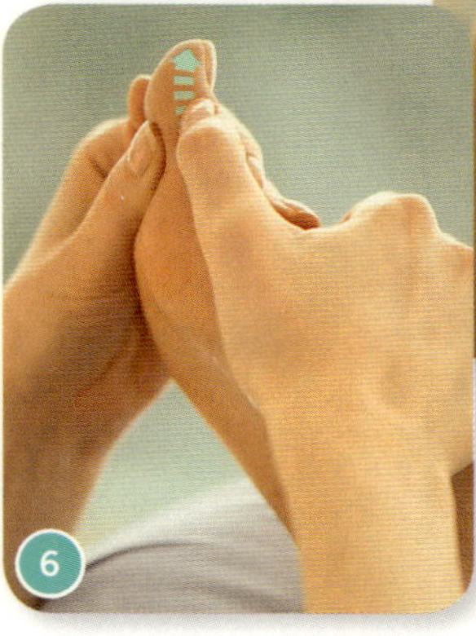

FUSSREFLEXZONENMASSAGE

27 ZEHENOBERSEITEN
SCHRITTE 1–2

In diesem Abschnitt geht es um die Strukturen, die für Bewegungen wie Kauen und Kopf wenden zuständig sind. Wir bearbeiten die Reflexzonen des Gesichts, der Nebenhöhlen, des Halses und des Kiefers.

1 **Halten Sie die große Zehe** mit Daumen und Fingerspitzen der linken Hand fest. Gehen Sie mit dem rechten Zeigefinger unterhalb des Zehennagels mehrmals quer über die Zehe durch die Zonen des Gesichts und der Nebenhöhlen.

2 **Setzen Sie den Finger weiter** unten neu an und gehen Sie wieder mehrmals quer über die Zehe, diesmal durch die Zone von Hals und Nacken.

ZEHENOBERSEITEN
SCHRITTE 1–2

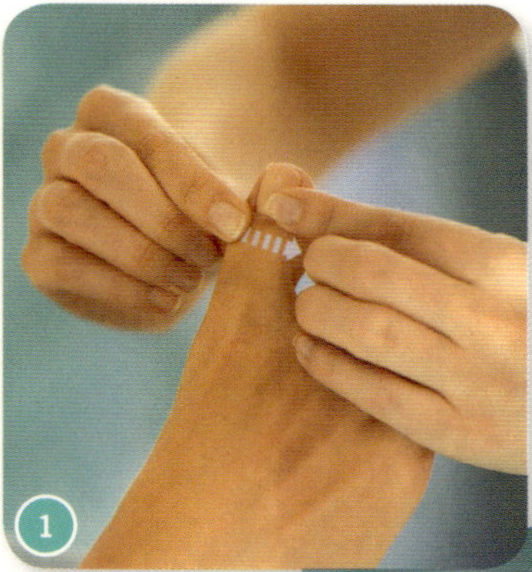

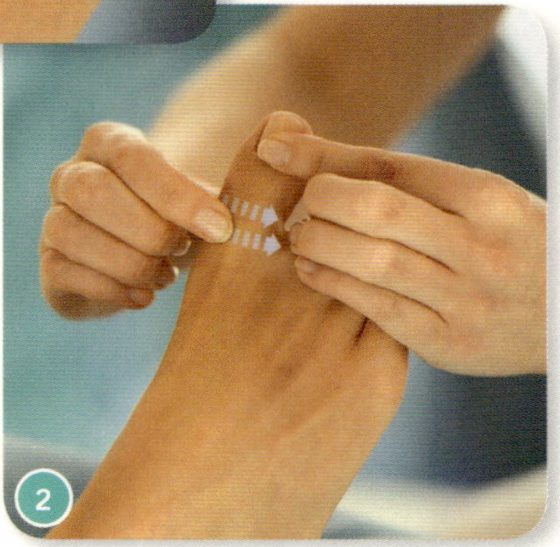

28

FUSSREFLEXZONENMASSAGE

ZEHENOBERSEITEN

SCHRITTE 3–4

3 **Halten Sie nun die zweite Zehe** mit der linken Hand. Gehen Sie mehrmals mit dem rechten Zeigefinger über die Zonen von Gesicht, Nebenhöhlen, Hals/Nacken, Zähnen, Zahnfleisch und Kiefern. Gehen Sie bei der dritten Zehe genauso vor.

4 **Wechseln Sie die Hände.** Halten Sie die vierte Zehe mit der rechten Hand und gehen Sie mit dem linken Zeigefinger über die Zonen von Gesicht, Nebenhöhlen, Hals/Nacken, Zähnen, Zahnfleisch und Kiefern. Bei der kleinen Zehe gehen Sie genauso vor.

ZEHENOBERSEITEN
SCHRITTE 3–4

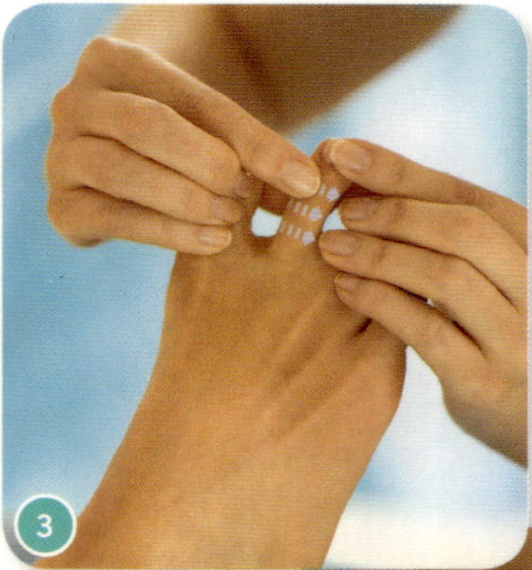

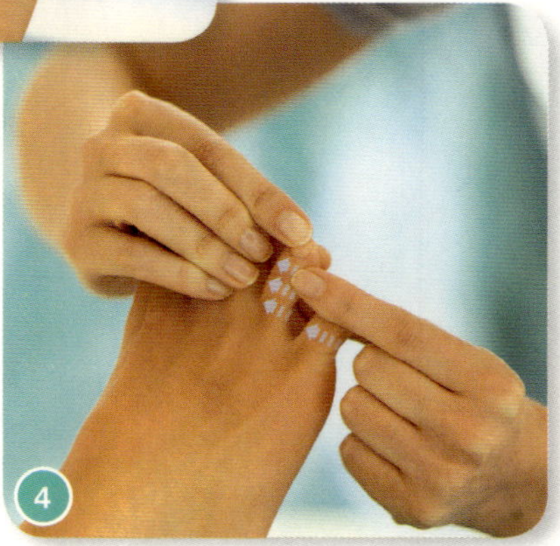

29

FUSSREFLEXZONENMASSAGE

FUSSOBERSEITE

SCHRITTE 1–2

Die Reflexzonen in diesem Bereich stehen in Verbindung mit den Atemorganen, den Brustdrüsen und den Fortpflanzungsorganen. Die Zonen überschneiden sich mit den Zonen für den Oberkörper, deshalb kann die Behandlung hier nicht nur die Organfunktionen stärken, sondern auch muskuläre Verspannungen lösen.

1 **Halten Sie den Fuß** mit der linken Hand aufrecht und spreizen Sie die große und die zweite Zehe etwas auseinander. Gehen Sie mit dem rechten Zeigefinger die Furche zwischen dem Ansatz der großen Zehe und der Fußmitte entlang. Hier liegt der erste Abschnitt der Reflexzonen für Lunge, Brustkorb, Brust und oberen Rücken.

2 **Für den nächsten Abschnitt** der Reflexzonen für Lunge, Brustkorb, Brust und oberen Rücken spreizen Sie die zweite und dritte Zehe und gehen im Fingergang von hier aus durch die nächste Furche bis zur Fußmitte. Die Furchen zwischen dritter und vierter sowie vierter und kleiner Zehe behandeln Sie genauso.

FUSSOBERSEITE
SCHRITTE 1–2

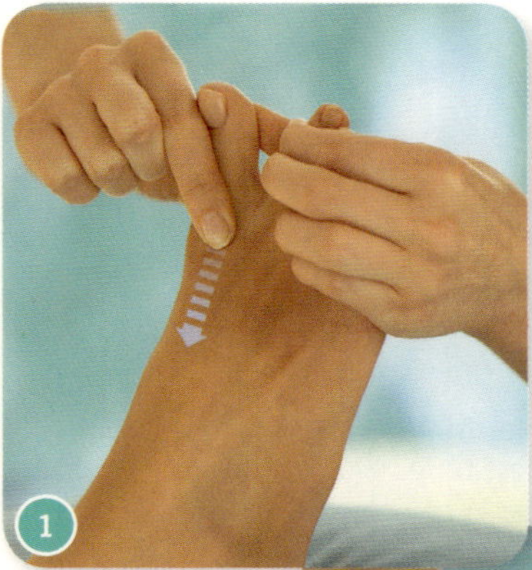

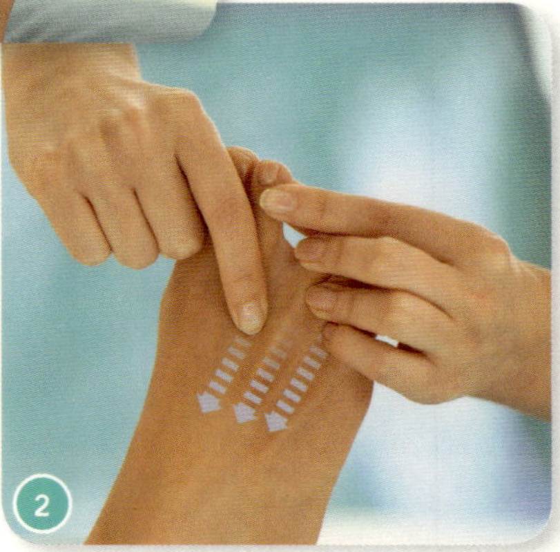

(30) FUSSREFLEXZONENMASSAGE

FUSSOBERSEITE

SCHRITTE 3–5

3 **Wechseln Sie die Hände**, um die andere Seite der Furchen zu bearbeiten. Beginnen Sie zwischen der kleinen und der vierten Zehe, die Sie diesmal mit der rechten Hand spreizen. Wandern Sie mit dem linken Zeigefinger alle vier Furchen entlang.

4 **Halten Sie den Fuß** mit der linken Hand fest. Wandern Sie mit allen vier Fingern der rechten Hand gleichzeitig im Fingergang durch die Zone für den unteren Rücken in Richtung Fußaußenseite.

5 **Halten Sie nun den Fuß** mit der rechten Hand aufrecht und gehen Sie mit dem linken Daumen im Daumengang durch die Zonen für Eileiter, Leiste und Lymphknoten in der Leiste.

FUSSOBERSEITE
SCHRITTE 3–5

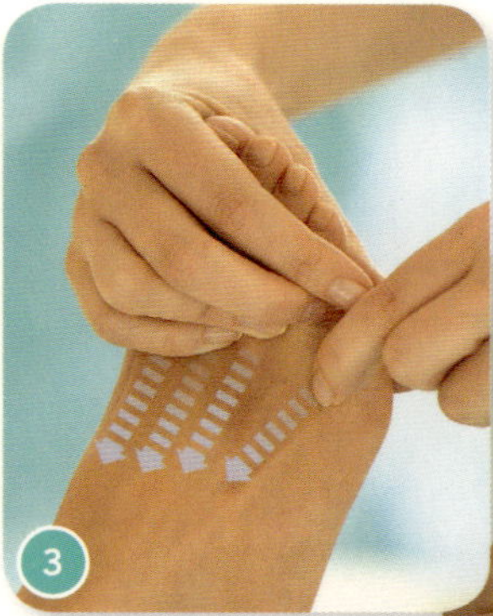

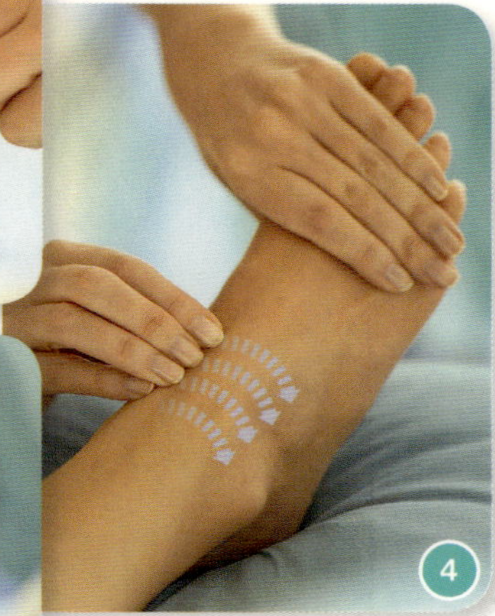

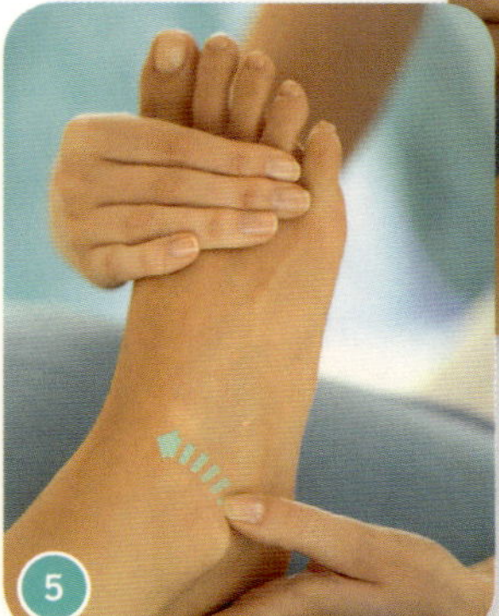

31

FUSSREFLEXZONENMASSAGE

FUSSAUSSENSEITE

SCHRITTE 1–2

Hier liegen die Reflexzonen für viele Gelenke, die Gliedmaßen und verschiedene Fortpflanzungsorgane. Durch die Reflexzonenarbeit können Sie ihre unterschiedlichen Funktionen stärken. Fügen Sie noch einige entspannende Extras ein. Nachdem Sie auch den linken Fuß massiert haben, schließen Sie die Behandlung ab.

1. **Halten Sie den Fuß** mit der linken Hand aufrecht. Wandern Sie mit dem rechten Zeigefinger im Fingergang rund um den Außenknöchel durch die Zonen des Hüftgelenks und des Ischiasnervs.

2. **Wechseln Sie die Hände**, halten Sie den Fuß mit der rechten Hand und gehen Sie mit dem linken Daumen mehrmals durch die Reflexzone für den Eierstock bzw. Hoden.

FUSSAUSSENSEITE
SCHRITTE 1–2

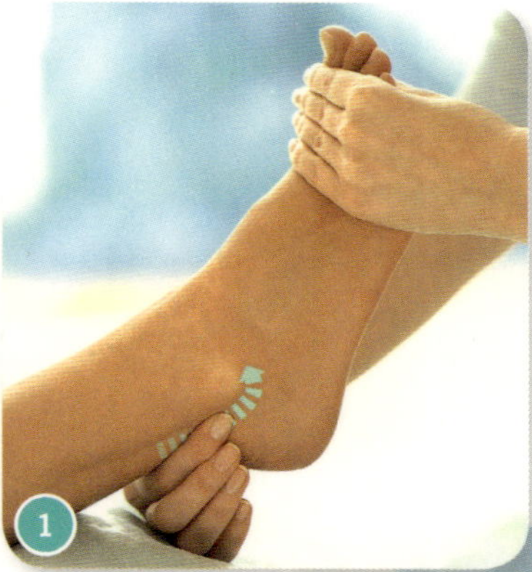

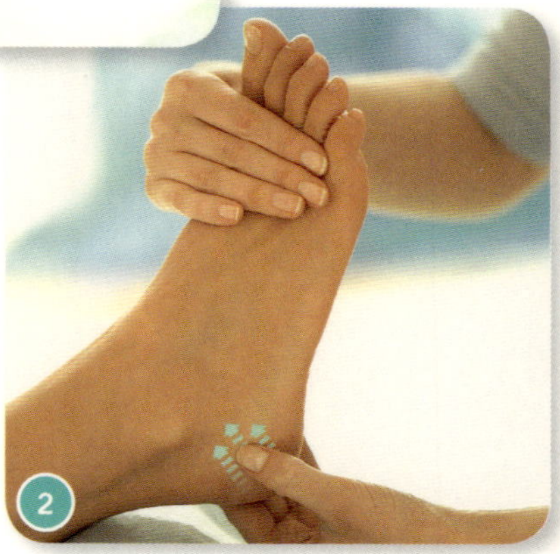

32

FUSSREFLEXZONENMASSAGE

FUSSAUSSENSEITE
SCHRITTE 3–5

3. **Gehen Sie dann mit** dem Daumengang mehrfach durch die Zone für das Knie und das Bein.

4. **Setzen Sie die linke Hand neu an** und gehen Sie nun mit dem Daumen von der Knie- und Bein-Zone aus durch die Zonen für Ellbogen und Arm.

5. **Legen Sie die Daumen** auf die Solarplexus-Zonen. Halten Sie die Füße mit leichtem Druck, während die oder der Behandelte drei tiefe Atemzüge macht.

FUSSAUSSENSEITE
SCHRITTE 3–5

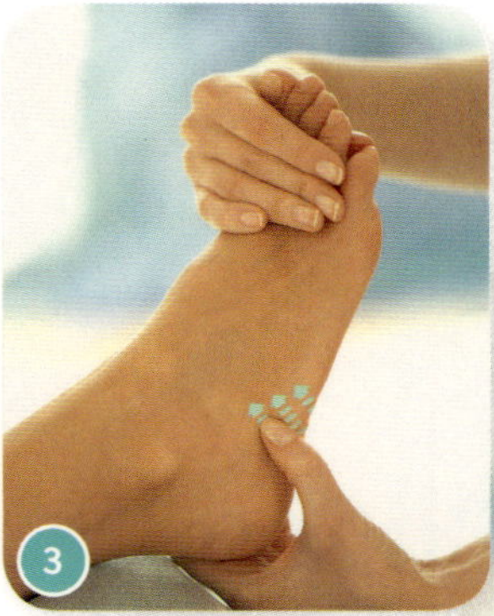

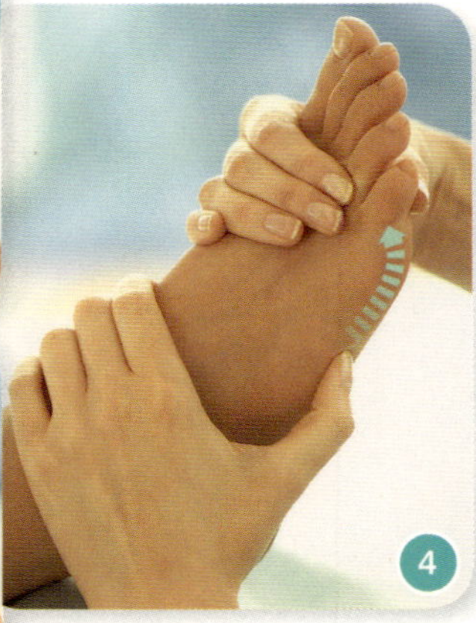

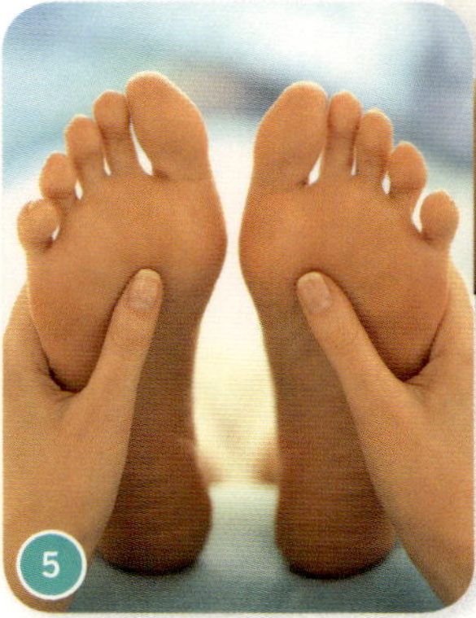

33

HANDREFLEXZONENMASSAGE

HÄNDE-EXTRAS

FINGERZUG

Beim Fingerzug strecken und dehnen Sie sanft die Finger, was nicht nur diese, sondern die ganze Hand entspannt. Häufig werden die Finger im Laufe des Tages gestaucht. Dieser sanfte Zug lockert die Gelenke wieder und löst den Druck.

1. **Das Handgelenk** mit der Haltehand festhalten. Den Daumen mit der Arbeitshand umfassen und sanft und gleichmäßig daran ziehen. Die Haltehand bewegt sich dabei ein wenig entgegengesetzt.

2. **Greifen Sie mit der Haltehand** wie abgebildet etwas um und ziehen Sie dann nacheinander am Zeigefinger und den einzelnen anderen Fingern.

Tipps

Die Aufgaben der Halte- und der Arbeitshand sind die gleichen wie bei der Fußbehandlung. Die Haltehand stützt die Hand und hält sie ruhig oder sie biegt die Finger etwas nach hinten, um die Arbeitsfläche zu glätten.

HÄNDE-EXTRAS
FINGERZUG

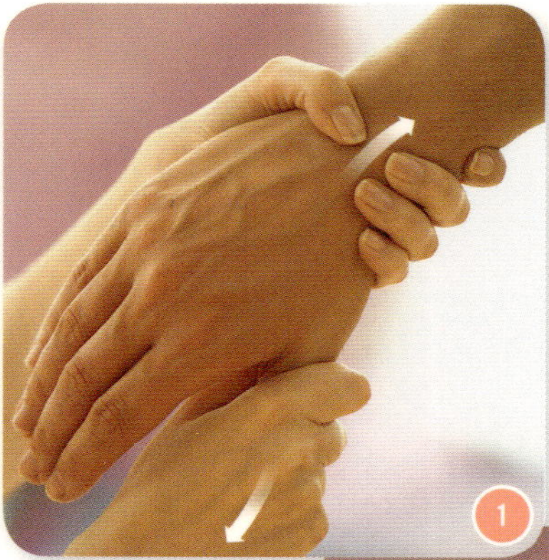

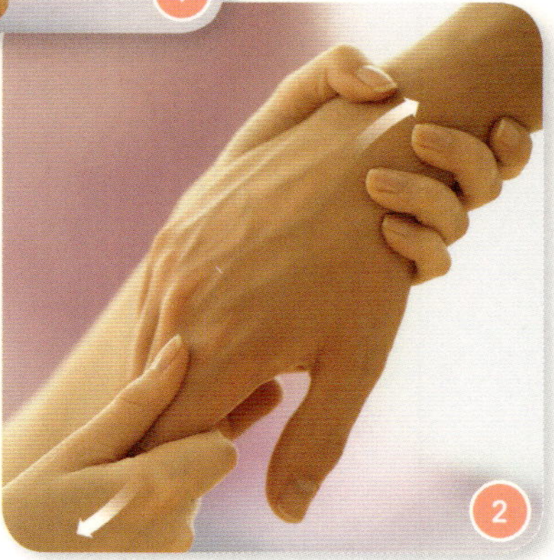

HANDREFLEXZONENMASSAGE

34

HÄNDE-EXTRAS

SCHMETTERLING

Dieser Griff entspannt in erster Linie Handfläche und Handrücken.

1. **Drehen Sie Ihre Hand** nach außen und drücken Sie die Handfläche mit den Fingern hoch.

2. **Drehen Sie dann Ihre Hand** nach innen und drücken Sie mit Ihren Handflächen den Handrücken nach unten. Wiederholen Sie die beiden Schritte mehrmals abwechselnd.

HÄNDE-EXTRAS
SCHMETTERLING

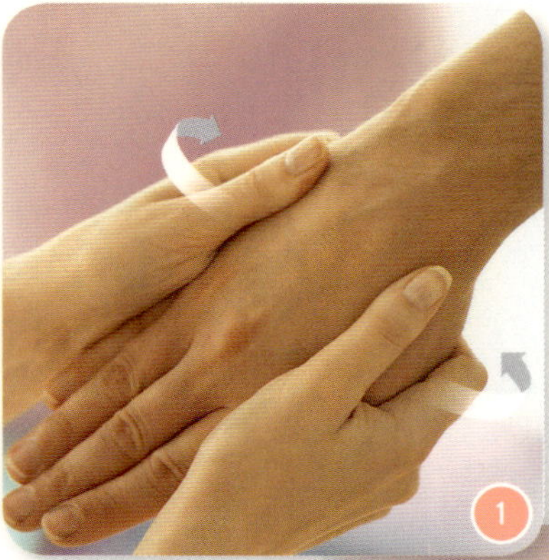

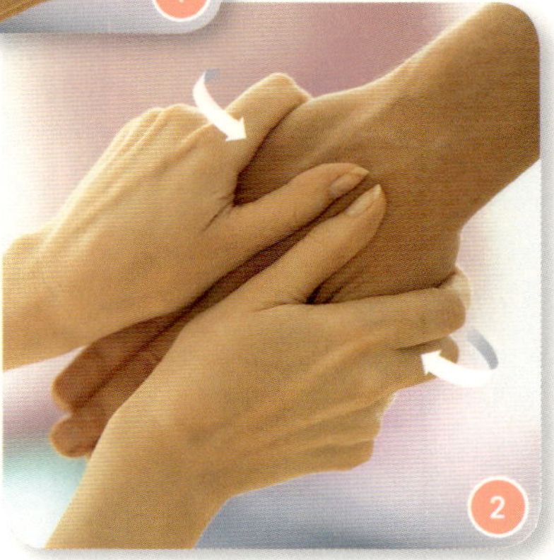

HANDREFLEXZONENMASSAGE

35 HÄNDE-EXTRAS
HANDFLÄCHE WRINGEN

Bei dieser Technik imitieren Sie das Händewringen. Wie schon beim Schmetterling geht es darum, die langen Mittelhandknochen zu bewegen, um sie zu entspannen.

1. **Halten Sie die Hand** am Handgelenk fest wie abgebildet. Drücken Sie mit den Fingern Ihrer Arbeitshand von oben sanft auf den Mittelhandknochen des Zeigefingers. Gleichzeitig drücken Sie ihn von unten mit dem Daumen in einer leichten Drehbewegung nach oben. Lassen Sie kurz locker und wiederholen Sie den Griff noch einige Male.

2. **Zum Mittelhandknochen** des Mittelfingers übergehen und diesen wieder mit den Fingern nach unten drücken, während Sie ihn mit dem Daumen nach oben ziehen. Locker lassen, das Ganze mehrmals wiederholen und die anderen Finger ebenso behandeln.

HÄNDE-EXTRAS
HANDFLÄCHE WRINGEN

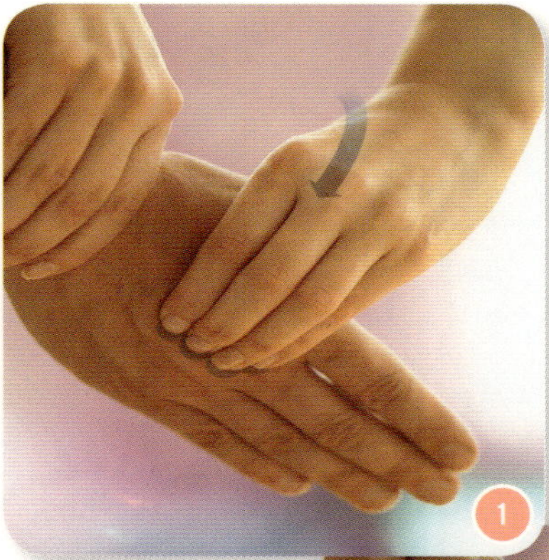

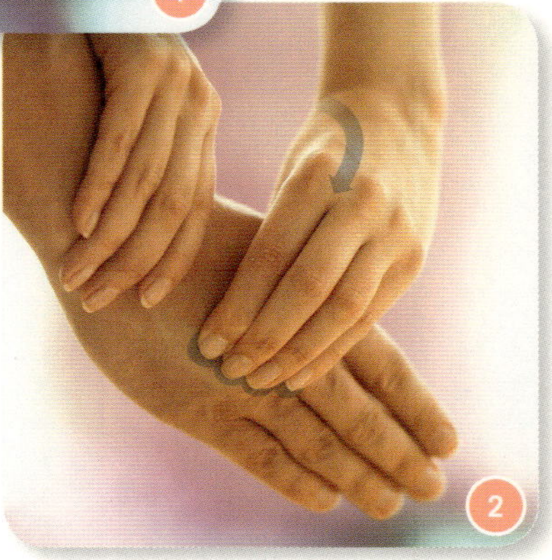

HANDREFLEXZONENMASSAGE

36 FINGER & DAUMEN
SCHRITTE 1–3

Die Organe und Drüsen, um die es in diesem Abschnitt geht, so etwa Gehirn, Schilddrüse und Hypophyse, steuern fast alle Abläufe im Körper.

1. **Um die Zone der Hypophyse** zu behandeln, biegen Sie die Finger mit der linken Hand etwas zurück. Drücken Sie dann mit dem rechten Zeigefinger mehrmals auf die Mitte der Daumenkuppe.

2. **Halten und stützen Sie** mit der linken Hand den Daumen. Gehen Sie mehrmals im Daumengang quer über die Reflexzonen der Schilddrüse, der Nebenschilddrüsen und des Halses, wobei Sie am Ansatz beginnen und immer weiter nach oben wandern.

3. **Gehen Sie dann** mit weiteren Gängen quer über den Daumen nach oben bis zur Spitze, um die Zonen von Kopf, Nebenhöhlen und Gehirn zu bearbeiten.

FINGER & DAUMEN
SCHRITTE 1–3

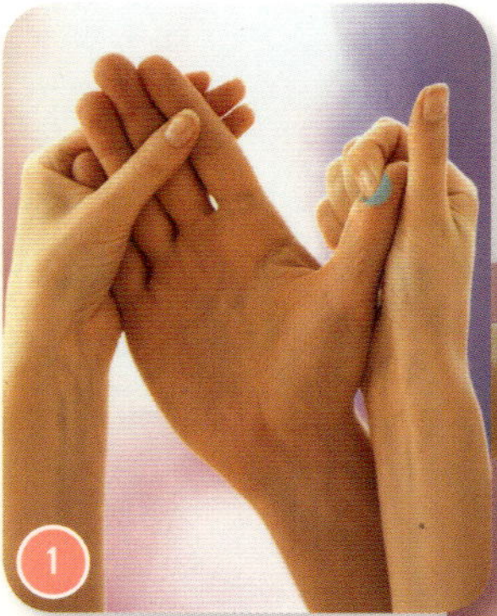

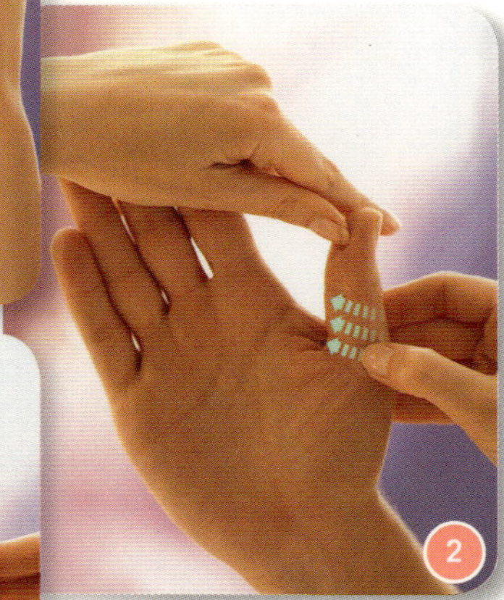

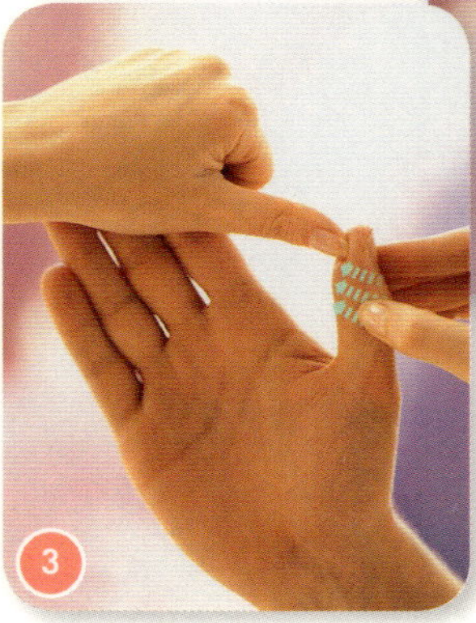

37

HANDREFLEXZONENMASSAGE

FINGER & DAUMEN

SCHRITTE 4–5

4 **Halten Sie die Finger** mit der rechten Hand gerade. Wandern Sie mit der linken Hand im Daumengang am Zeigefinger quer durch die Zonen von Hals/Nacken, Kopf, Nebenhöhlen und Gehirn.

5 **Bearbeiten Sie diese Zonen** am Mittelfinger genauso. Am Ringfinger arbeiten Sie auf die gleiche Weise.

FINGER & DAUMEN
SCHRITTE 4–5

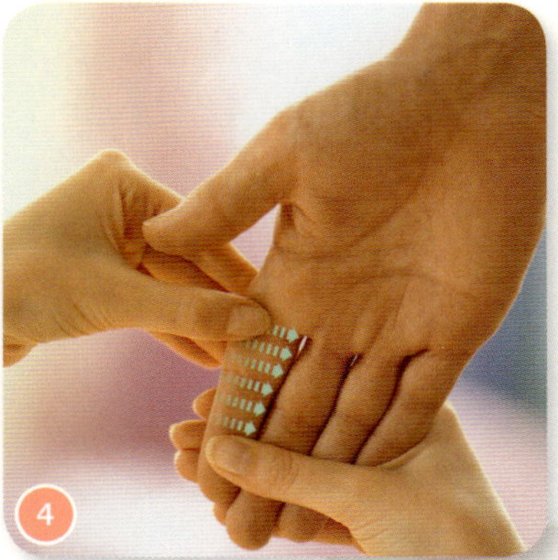

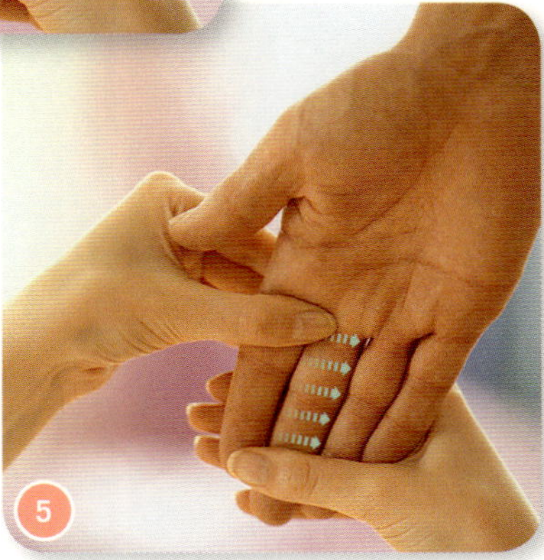

38

HANDREFLEXZONENMASSAGE

DAUMEN & DAUMENBALLEN

SCHRITTE 1–2

Mit dieser Behandlungsfolge stimulieren Sie Organe und Körperteile, die für die Verdauungssäfte, das Energieniveau und den Wasserhaushalt im Körper verantwortlich sind und auch die Blutreinigung und den Blutzuckerspiegel beeinflussen.

1 **Halten Sie die Finger** und den Daumen mit Ihrer rechten Hand nach hinten. Suchen Sie die Nebennieren-Zone, indem Sie die Spitze des linken Zeigefingers in der Mitte des Daumenballens ansetzen, etwa in der Hälfte des Mittelhandknochens. Die Stelle ist schmerzempfindlicher als das Gewebe drum herum. Drücken Sie mehrmals darauf.

2 **Mit dem linken Daumen** im Daumengang durch die Zone der Bauchspeicheldrüse gehen.

DAUMEN & DAUMENBALLEN
SCHRITTE 1–2

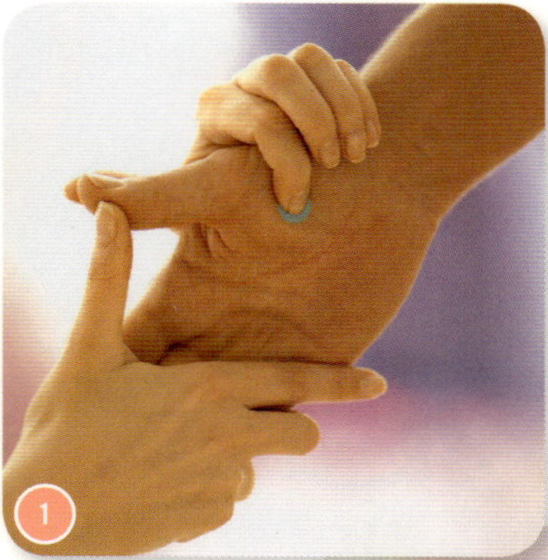

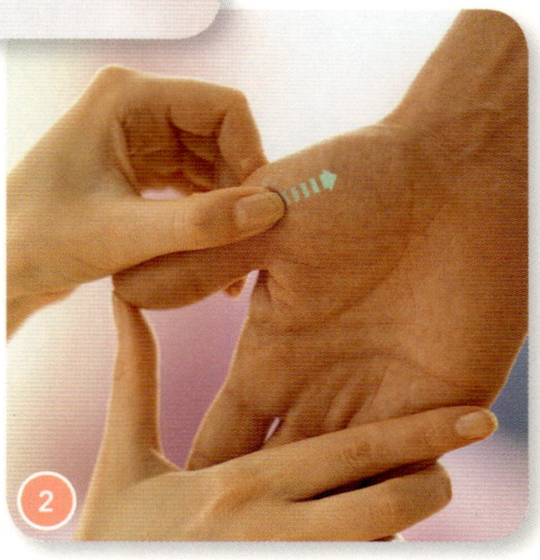

HANDREFLEXZONENMASSAGE

39

DAUMEN & DAUMENBALLEN
SCHRITTE 3–5

3 **Führen Sie als Nächstes** mehrere Daumengänge nebeneinander durch die Magen-Zone durch.

4 **Um die Zonen des oberen Rückens** und der Nieren zu bearbeiten, setzen Sie Ihren linken Daumen an der Innenseite des Daumenballens an und gehen mehrmals zwischen den Mittelhandknochen durch dieses Gebiet in Richtung Handfläche.

5 **Um die Nieren-Zone stärker zu stimulieren,** legen Sie Ihren linken Daumen und Zeigefinger von oben und unten auf die Zone und pressen sie zusammen. Halten Sie den Griff einige Sekunden, lassen Sie locker, setzen Sie neu an und pressen Sie nochmals. Der Druck darf nicht wehtun.

DAUMEN & DAUMENBALLEN
SCHRITTE 3–5

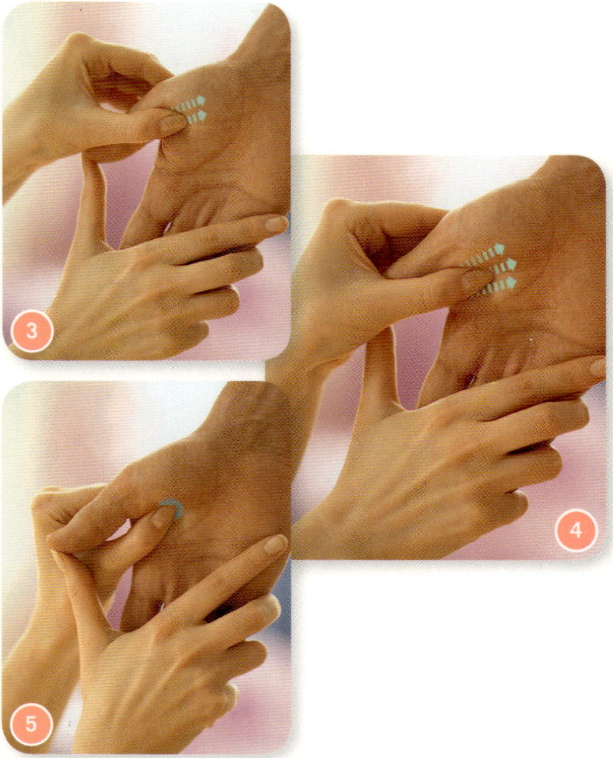

40

HANDREFLEXZONENMASSAGE

OBERE HANDFLÄCHE
SCHRITTE 1–3

Hier liegen Reflexzonen, die mit dem Oberkörper in Verbindung stehen. Sie erreichen dadurch Organe, die für den Blut- und Sauerstofftransport verantwortlich sind, sowie Muskeln und Gelenke des Brustkorbs und des oberen Rückens. Da die Zonen der Augen, Ohren und des Innenohrs direkt oberhalb der Schulterzonen liegen, werden sie mitbehandelt.

1. **Gehen Sie mit dem rechten Daumen** mehrmals durch die Herz-Zone am Daumenansatz. Danach gehen Sie von der Zwerchfell-Zone aus einige Male durch die Reflexzonen von Brustkorb, Lunge und oberem Rücken.

2. **Gehen Sie zum nächsten Abschnitt** der Zonen von Brustkorb, Lunge und oberem Rücken über und gehen Sie wieder mehrmals mit dem Daumengang hindurch.

3. **Wechseln Sie die Hände,** biegen Sie nun die Finger mit der rechten Hand etwas zurück und wandern Sie mit links im Daumengang von der Zwerchfell-Zone aufwärts durch die Schulter-Zone.

OBERE HANDFLÄCHE
SCHRITTE 1–3

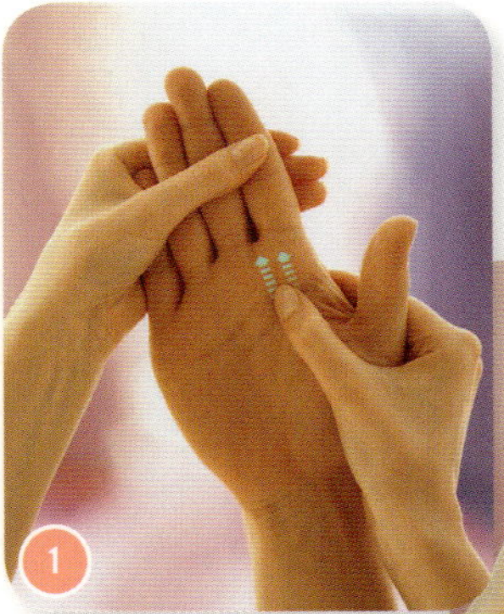

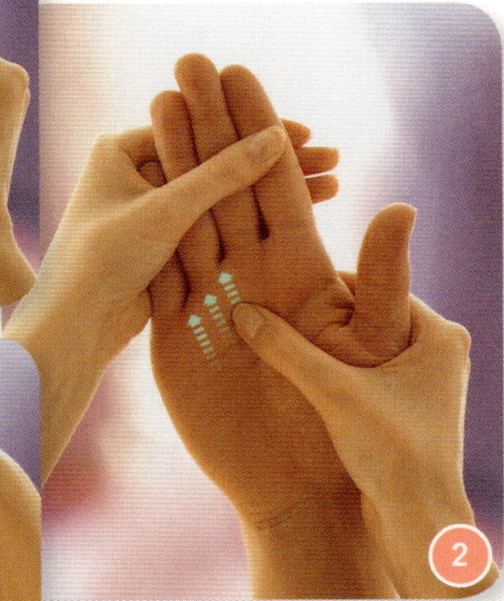

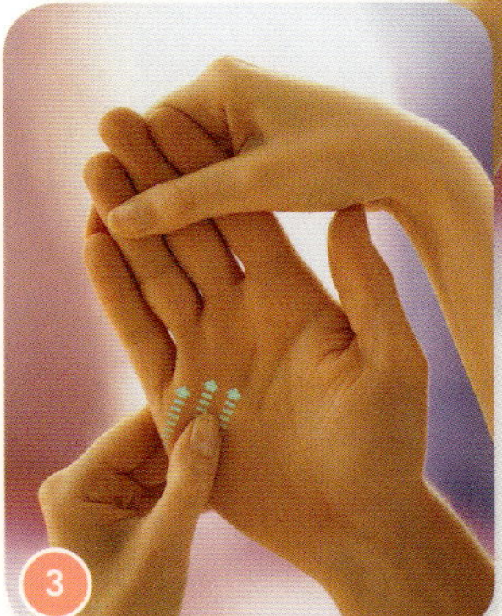

41

OBERE HANDFLÄCHE

SCHRITTE 4–6

4 **Spreizen Sie Zeige- und Mittelfinger** mit der linken Hand, um die Augen-Zone zu behandeln. Legen Sie Daumen und Zeigefinger Ihrer Arbeitshand von oben und unten auf die »Schwimmhaut« und kneifen Sie sie mehrmals sanft.

5 **Gehen Sie zur Behandlung** der Innenohr-Zone zwischen Mittel- und Ringfinger genauso vor und kneifen Sie das Gewebe wieder mehrmals leicht.

6 **Wechseln Sie die Hände** und kneifen Sie nun einige Male mit Ihrem linken Daumen und Zeigefinger sanft die Ohr-Zone im Gewebe zwischen Ringfinger und kleinem Finger.

OBERE HANDFLÄCHE SCHRITTE 4–6

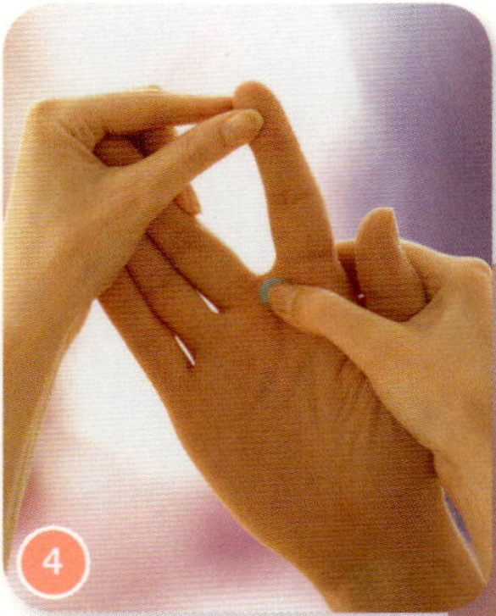

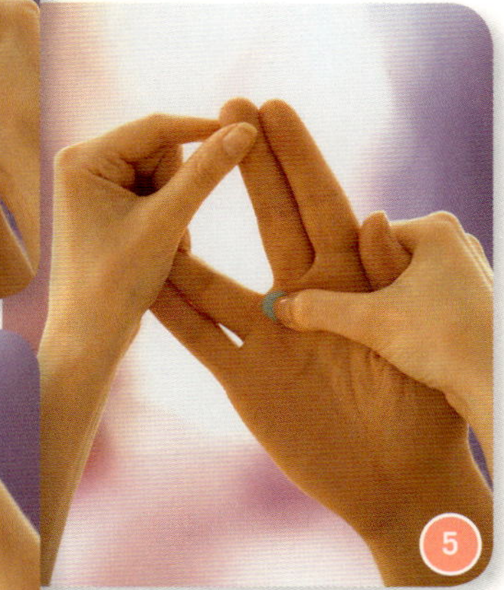

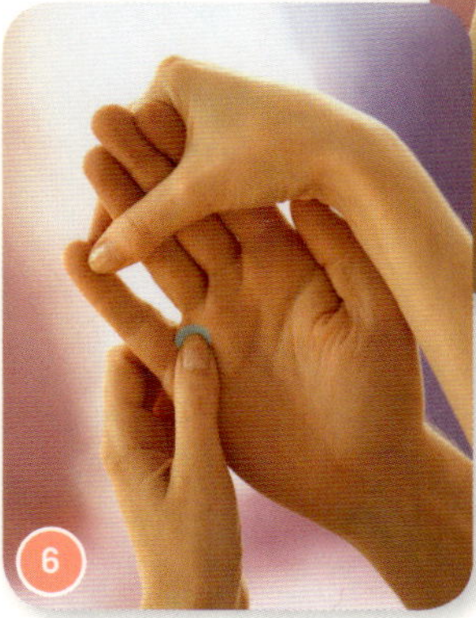

HANDREFLEXZONENMASSAGE

HANDFLÄCHE

SCHRITTE 1–2

In diesem Abschnitt geht es um die Reflexzonen von Organen, die für die Verwertung der Nahrung und die Ausscheidung von nicht Verwertbarem verantwortlich sind. Sie behandeln die Leber, die Gallenblase, den Dünndarm und den Dickdarm. Unterhalb des kleinen Fingers liegt außerdem die Zone für den Arm.

1. **Halten Sie die Hand** mit Ihrer rechten Hand. Mit dem Daumen im Daumengang von der Zwerchfell-Zone aus durch die Leber- und Gallenblasen-Zone gehen.

2. **Setzen Sie dann den Daumen** neu an und gehen Sie mit weiteren, nebeneinander liegenden Daumengängen durch die Leber- und Gallenblasen-Zone.

HANDFLÄCHE
SCHRITTE 1–2

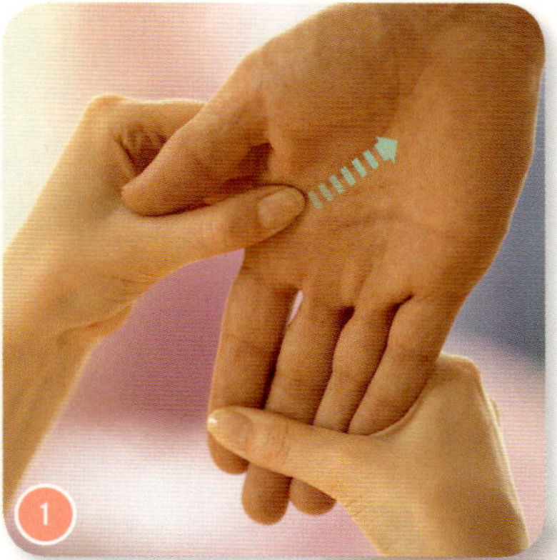

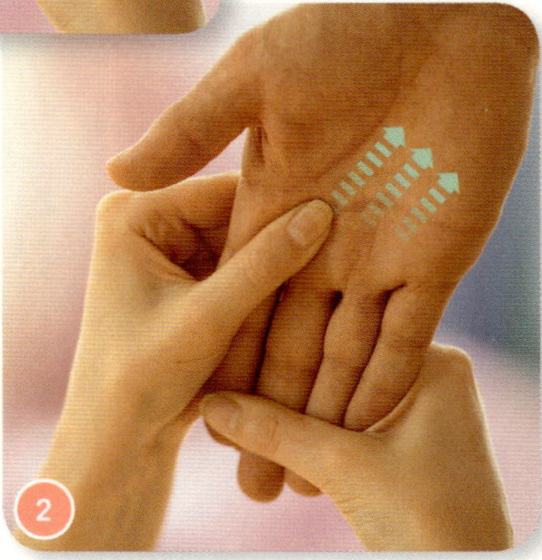

43

HANDREFLEXZONENMASSAGE

HANDFLÄCHE
SCHRITTE 3–5

3 **Wechseln Sie die Hände** und arbeiten Sie weiter die Leber- und Gallenblasen-Zone durch, indem Sie nun mit dem rechten Daumen in mehreren Daumengängen durch die Zone wandern.

4 **Setzen Sie dann Daumen** und Zeigefinger wie abgebildet an, um die Arm-Zone im fleischigen Bereich an der Handkante zu drücken. Geben Sie entlang der Kante an verschiedenen Stellen Druck.

5 **Halten Sie die Hand** mit der linken Hand fest und gehen Sie dann im Daumengang mehrmals durch die Zonen von Dünndarm und Dickdarm.

HANDFLÄCHE
SCHRITTE 3–5

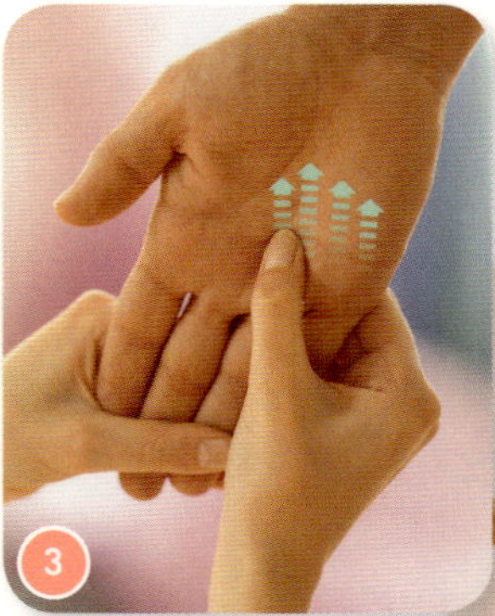

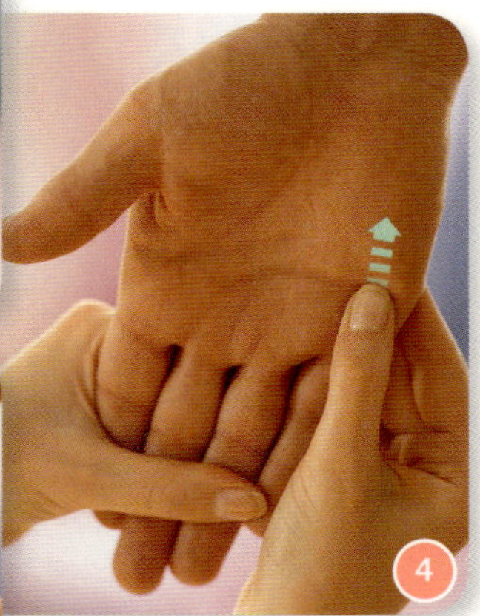

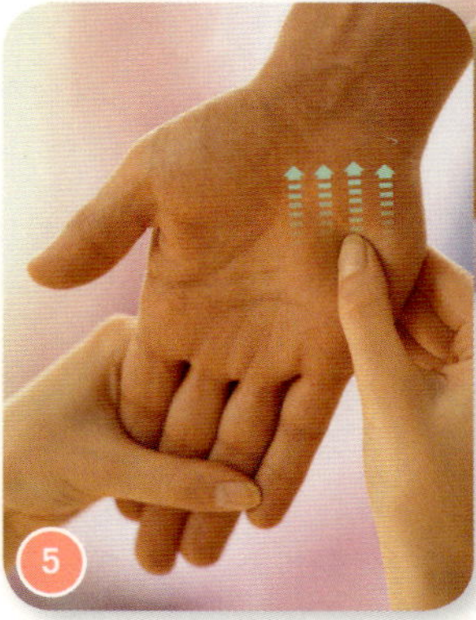

44

HANDREFLEXZONENMASSAGE

FINGEROBERSEITEN

SCHRITTE 1–3

Mit der Behandlung dieser Zonen entspannen Sie nicht nur die Wirbelsäule, sondern können auch Rückenschmerzen lindern. Arbeiten Sie die Wirbelsäulen-Zone an der Seite des Daumens durch und behandeln Sie an den Fingern die Zonen von Kopf, Nebenhöhlen, Hals/Nacken, Zähnen, Zahnfleisch und Kiefern.

1. **Halten Sie die Hand** mit Ihrer linken Hand aufrecht. Fangen Sie an der Zone des Steißbeins an und gehen Sie mehrmals mit dem rechten Daumen am knochigen Rand der Hand entlang nach oben bis durch die Zone der mittleren Wirbelsäule.

2. **Gehen Sie mit dem rechten Daumen** mehrmals durch den oberen Teil der Wirbelsäulen-Zone, der dem oberen Rücken entspricht.

3. **Gehen Sie im Daumengang** nun noch einige Male weiter hoch durch die Hals- und Nacken-Zone.

FINGEROBERSEITEN SCHRITTE 1–3

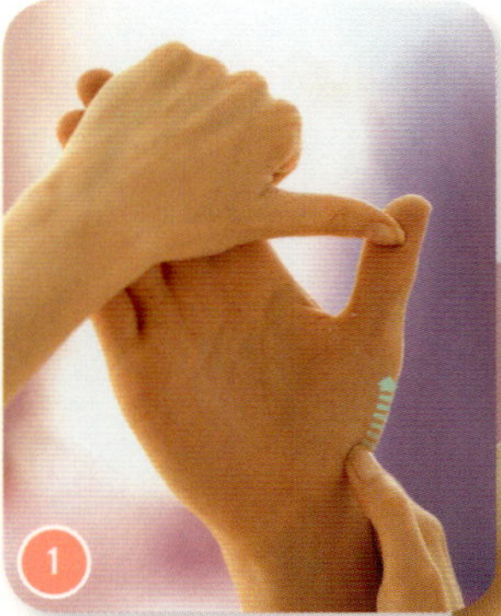

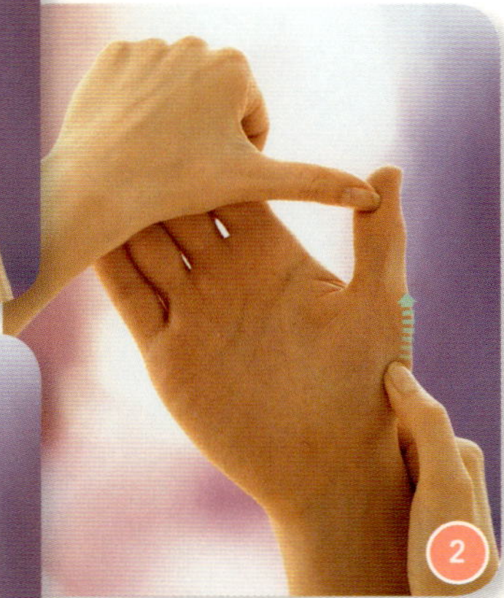

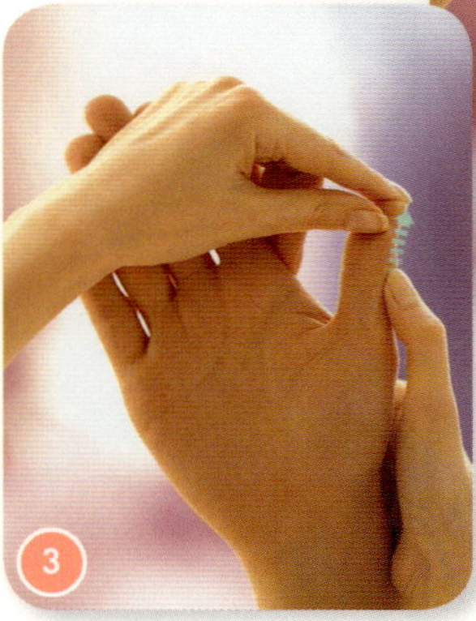

45

HANDREFLEXZONENMASSAGE

FINGEROBERSEITEN

SCHRITTE 4–6

4 **Um die Zonen von Kopf,** Gehirn, Nebenhöhlen, Hals, Zähnen, Zahnfleisch und Kiefern zu bearbeiten, halten Sie den Daumen mit Ihrer linken Hand fest und gehen mehrmals auf verschiedener Höhe mit dem Daumengang quer über die Oberseite.

5 **Gehen Sie dann zum Zeigefinger** über. Halten Sie wieder den Finger mit links fest und gehen Sie mehrfach mit Ihrem Daumen quer über die Oberseite.

6 **Auf die gleiche Weise bearbeiten** Sie die Zonen auf der Oberseite des Mittelfingers. Wechseln Sie die Hände und behandeln Sie die Zonen auf dem Ringfinger und dem kleinen Finger mit Ihrem linken Daumen, indem Sie quer darüber wandern.

FINGEROBERSEITEN
SCHRITTE 4–6

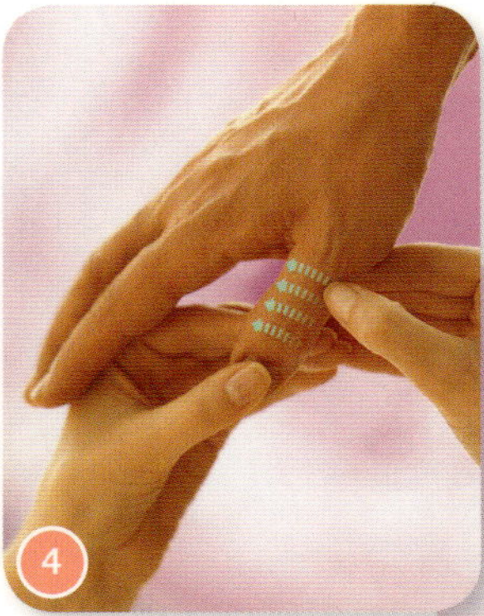

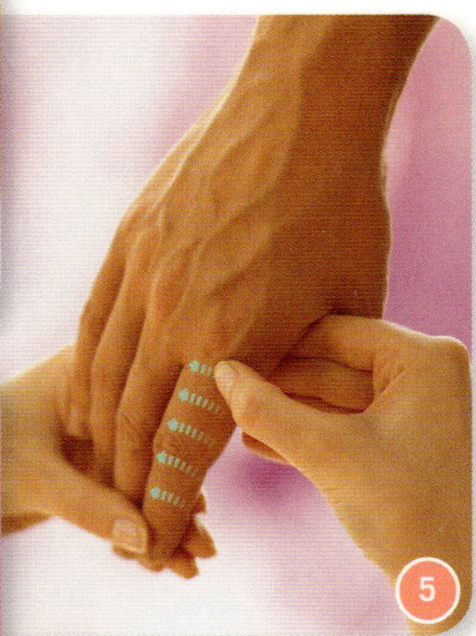

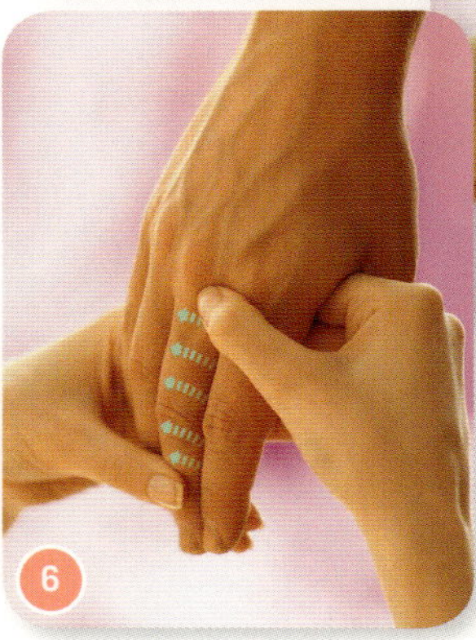

HANDRÜCKEN
SCHRITTE 1–3

Dabei entsprechen die Zonen auf dem rechten Handrücken Lunge, Brustkorb, Brust, unterem Rücken, Lymphknoten, Leiste, Knie, Bein und Eierstock oder Hoden auf der rechten Körperseite. Durch die Behandlung der Zonen können Sie die Funktion all dieser Bereiche und Organe verbessern.

1. **Gehen Sie mit der rechten Hand** mehrmals mit dem Daumengang den Mittelhandknochen neben der »Schwimmhaut« zwischen Daumen und Zeigefinger entlang. Hier liegt ein Abschnitt der Zonen für Lunge, Brustkorb, Brust und oberen Rücken.

2. **Wechseln Sie die Hände.** Halten Sie die Hand mit Ihrer rechten Hand fest und gehen Sie mit dem linken Daumen im Daumengang jeweils mehrmals zwischen den einzelnen Mittelhandknochen entlang den Handrücken nach oben.

3. **Gehen Sie mehrmals** mit den vier Fingern Ihrer rechten Hand im Fingergang quer über die Zone des unteren Rückens.

HANDRÜCKEN
SCHRITTE 1–3

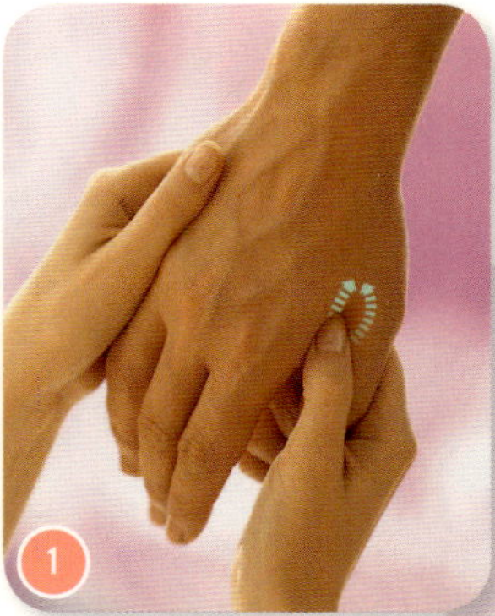

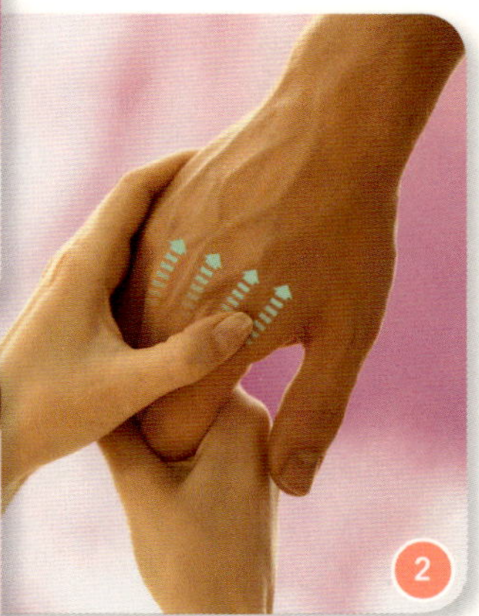

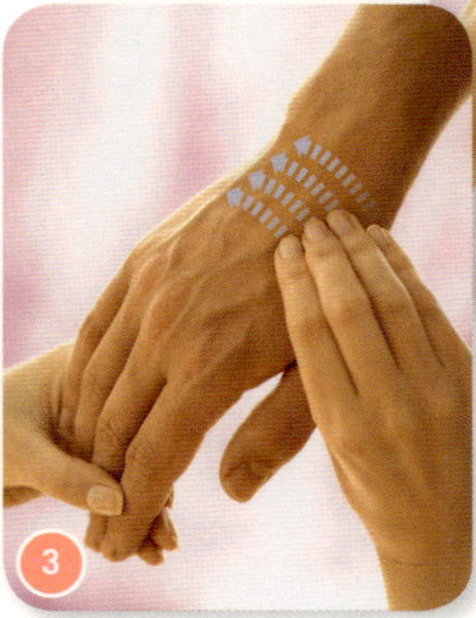

47

HANDREFLEXZONENMASSAGE

HANDRÜCKEN

SCHRITTE 4–6

4 **Wechseln Sie die Hände** und wandern Sie mit dem Daumengang einige Male die Zonen der Lymphknoten, Leiste und Eileiter entlang.

5 **Lokalisieren Sie die kleine Zone** des Eierstocks bzw. Hodens mit Ihrem linken Zeigefinger. Lassen Sie die Hand in der Rotation-um-einen-Punkt-Technik mehrmals in beiden Richtungen kreisen.

6 **Wechseln Sie die Hände** und legen Sie Ihren rechten Zeigefinger auf die kleine Zone von Gebärmutter bzw. Prostata. Bewegen Sie die Hand um diesen Punkt wieder mehrmals in beiden Richtungen.

HANDRÜCKEN
SCHRITTE 4–6

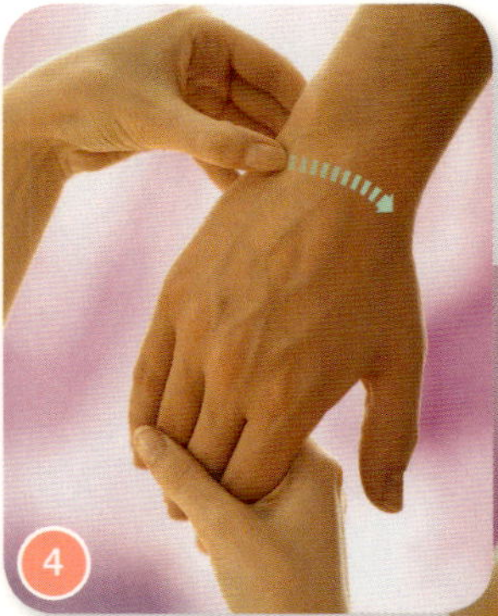

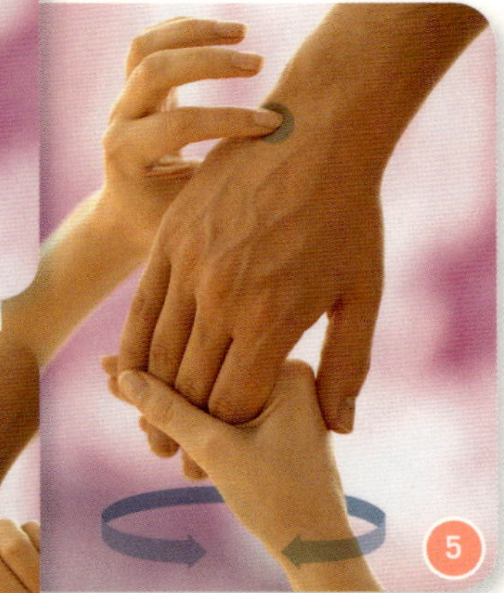

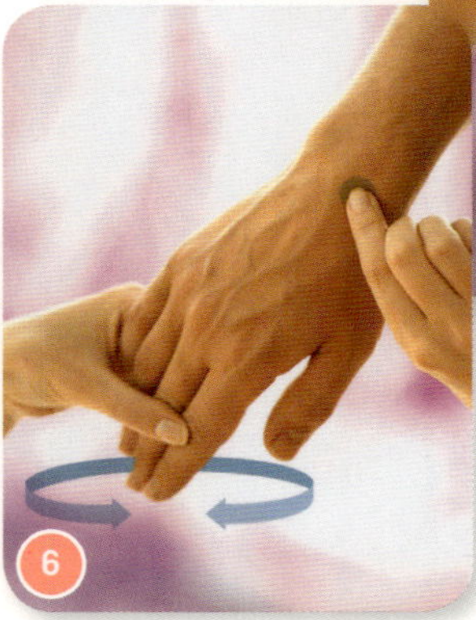

48

SELBSTBEHANDLUNG

FÜSSE

SCHRITTE 1–3

Mit den folgenden Massagegriffen erweitern Sie den Bewegungsradius Ihrer Füße und entspannen sie.

1. **Legen Sie einen Fuß** auf das andere Bein. Bearbeiten Sie die Hypophysen-Zone durch Einhaken und Ziehen, während Sie den Fuß mit der anderen Hand stabilisieren.

2. **Gehen Sie nun zu den** Zonen von Hals/Nacken, Schilddrüse und Nebenschilddrüsen über. Halten Sie den Fuß mit einer Hand und gehen Sie im Daumengang mehrmals über die Zonen.

3. **Kneifen Sie nun mehrmals** mit Daumen und Zeigefinger das Gewebe zwischen den Zehen, um die Zonen von Auge, Innenohr und Ohr anzuregen.

SELBSTBEHANDLUNG

FÜSSE
SCHRITTE 1–3

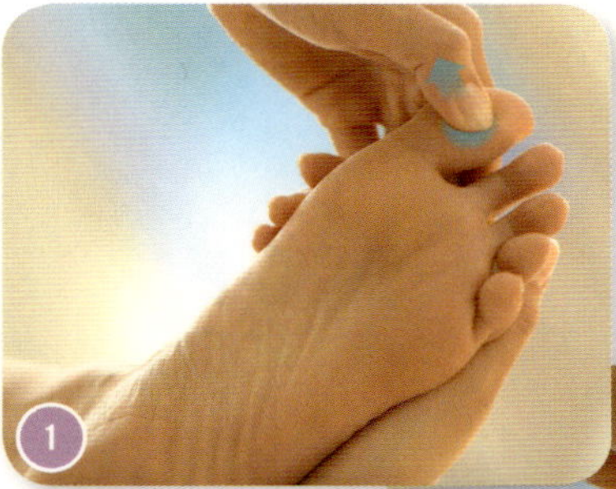

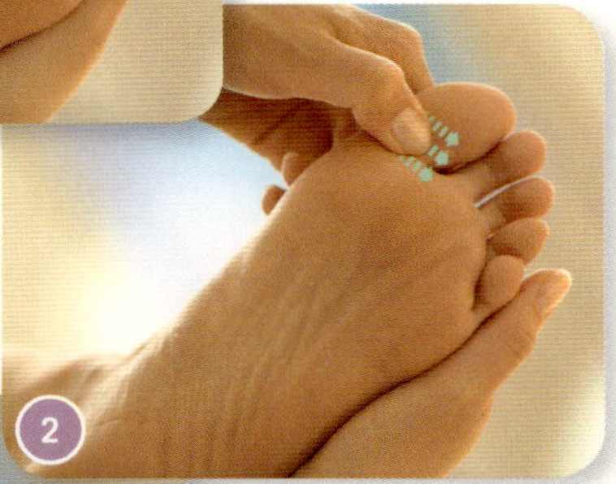

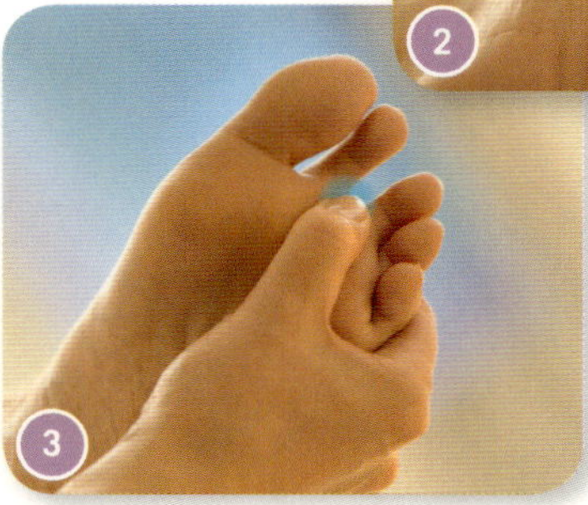

49

SELBSTBEHANDLUNG

FÜSSE

SCHRITTE 4–6

4 **Legen Sie Ihren Daumen** auf die Zone von Gebärmutter bzw. Prostata und drehen Sie den Fuß mehrmals in beide Richtungen, als ob Sie mit der großen Zehe einen Kreis beschreiben würden.

5 **Gehen Sie nun mehrmals** mit dem Daumengang auf verschiedener Höhe durch die Zone der Bauchspeicheldrüse in der Mitte des Fußes.

6 **Legen Sie Ihre Finger** um die Oberseite der großen Zehe und den Daumen an die Innenkante des Fußes, um die Wirbelsäulen-Zone zu bearbeiten. Gehen Sie mit dem Daumengang die Innenseite des Fußes von oben nach unten entlang. Setzen Sie die Hand neu an, sobald der Daumen abgespreizt ist.

FÜSSE
SCHRITTE 4–6

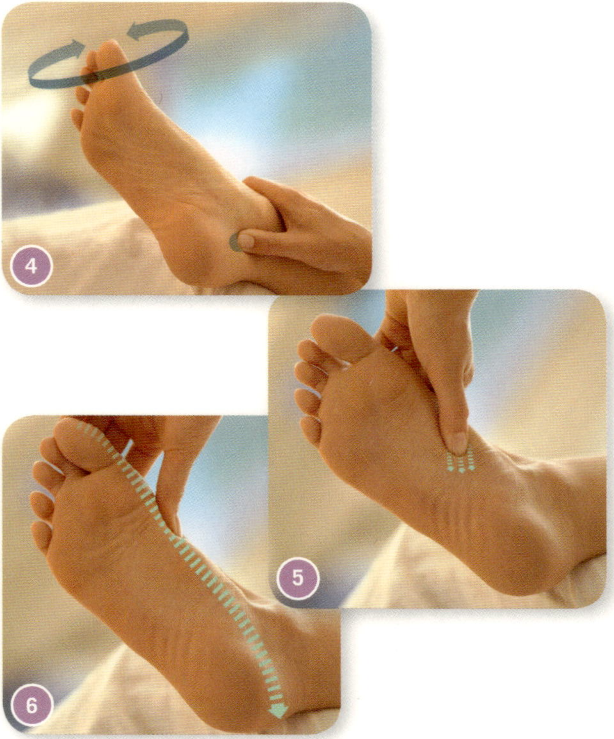

51

SELBSTBEHANDLUNG

HÄNDE
SCHRITTE 3–5

3 **Drücken Sie mit der Fingerspitze** auf die Nebennieren-Zone. Wiederholen Sie dies mehrmals mit unterschiedlichem Druck.

4 **Legen Sie den Daumen** in die Handfläche, um die Leber- und die Gallenblasen-Zone zu bearbeiten. Gehen Sie im Daumengang mehrmals durch die Zonen.

5 **Legen Sie Daumen** und Fingerspitze von oben und von unten auf die Solarplexus-Zone zwischen Daumenballen und Handfläche. Drücken Sie Daumen und Finger mehrmals zusammen.

HÄNDE
SCHRITTE 3–5

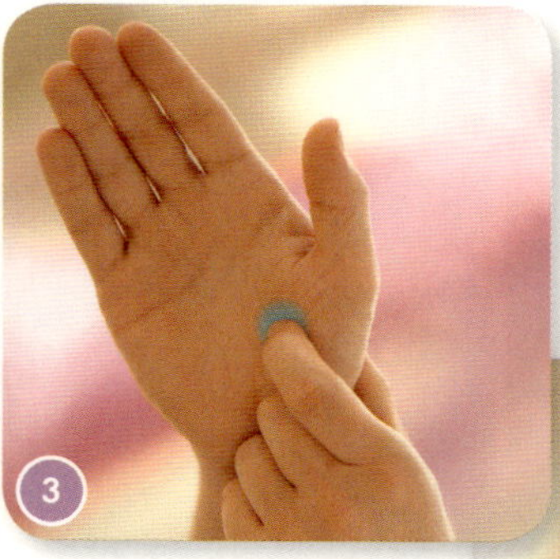

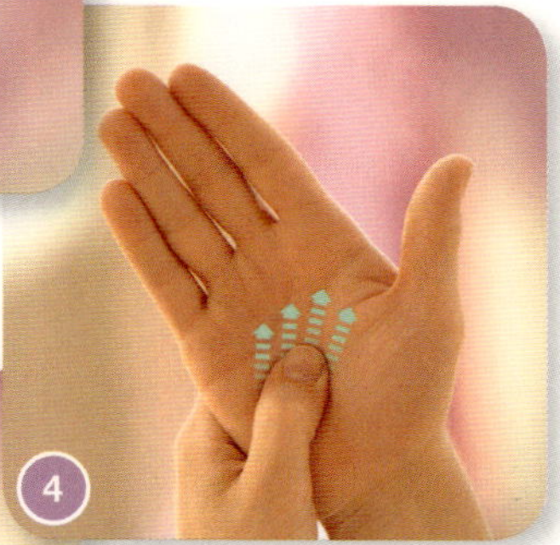

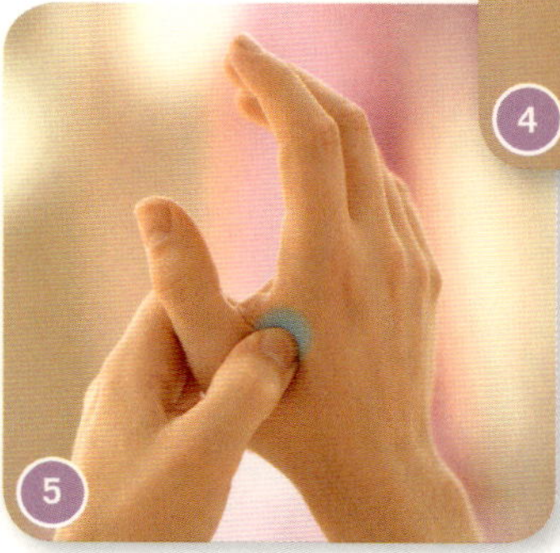

51

SELBSTBEHANDLUNG

HÄNDE
SCHRITTE 3–5

3 **Drücken Sie mit der Fingerspitze** auf die Nebennieren-Zone. Wiederholen Sie dies mehrmals mit unterschiedlichem Druck.

4 **Legen Sie den Daumen** in die Handfläche, um die Leber- und die Gallenblasen-Zone zu bearbeiten. Gehen Sie im Daumengang mehrmals durch die Zonen.

5 **Legen Sie Daumen** und Fingerspitze von oben und von unten auf die Solarplexus-Zone zwischen Daumenballen und Handfläche. Drücken Sie Daumen und Finger mehrmals zusammen.

HÄNDE
SCHRITTE 3–5

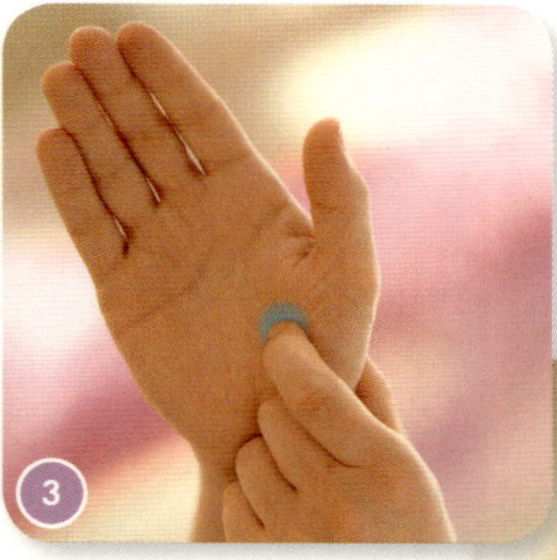

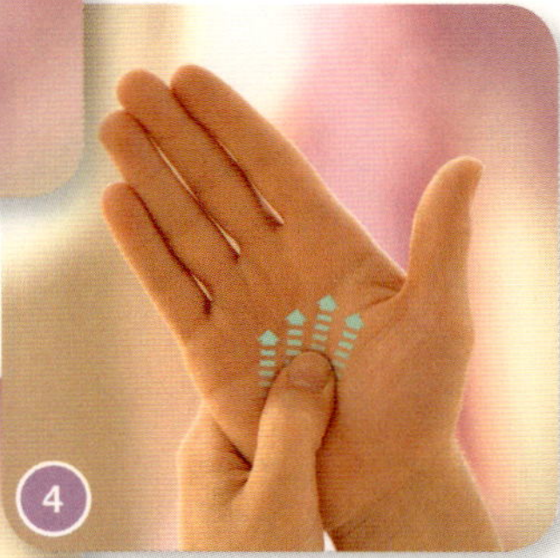

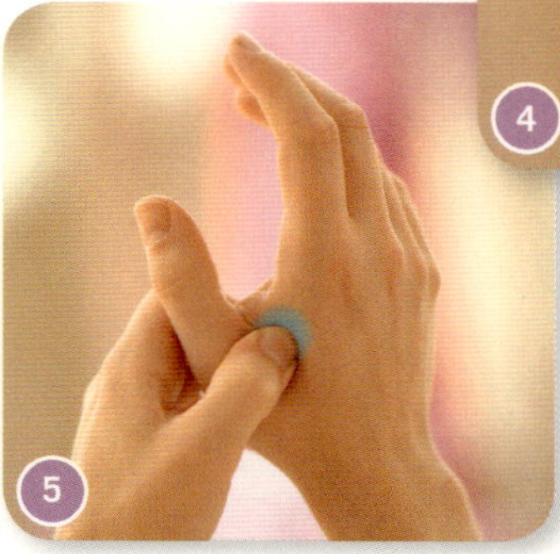

SELBSTBEHANDLUNG

HÄNDE
SCHRITTE 6–8

6 **Bearbeiten Sie die Dickdarm-** und Dünndarm-Zone am Handballen, indem Sie mehrmals im Daumengang durch die Zonen wandern.

7 **Legen Sie Ihren Zeigefinger** auf die Zone von Eierstock bzw. Hoden am Handgelenk. Lassen Sie die Hand mehrmals in beiden Richtungen um diesen Punkt rotieren.

8 **Legen Sie den Finger** nun auf die Zone von Gebärmutter bzw. Prostata am Handgelenk und lassen Sie die Hand wieder um diesen Punkt rotieren, jeweils mehrmals im Uhrzeigersinn und entgegengesetzt.

HÄNDE
SCHRITTE 6–8

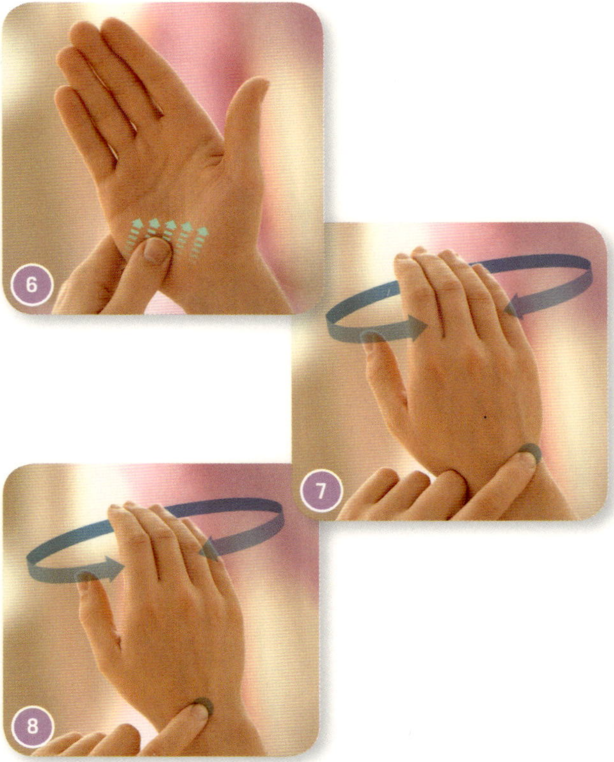

DORLING KINDERSLEY
London, New York, München, Melbourne und Delhi

Gestaltung Jee Chang
Redaktionsassistenz Nichole Morford
Chefbildlektorat Michelle Baxter
Art Director Dirk Kaufman
Cheflektorat Sharon Lucas
Programmleitung Carl Raymond
DTP-Design Kathy Farias
Herstellung Ivor Parker
Fotos Ruth Jenkinson

Für die deutsche Ausgabe:
Programmleitung Monika Schlitzer
Projektbetreuung Kerstin Uhl
Herstellungsleitung Dorothee Whittaker
Herstellung Anna Strommer

Bibliografische Information Der Deutschen Bibliothek
Die Deutsche Bibliothek verzeichnet diese Publikation in der Deutschen Nationalbibliografie; detaillierte bibliografische Daten sind im Internet über http://dnb.ddb.de abrufbar.

Titel der amerikanischen Originalausgabe:
Reflexology. 52 handy healing techniques

Übersetzung Susanne Janschitz

ISBN 978-3-8310-1192-6

Colour reproduction by Colourscan
Printed and bound in China by Hung Hing

Besuchen Sie uns im Internet
www.dk.com

Hinweis
Die Informationen und Ratschläge in diesem Buch sind von den Autoren und vom Verlag sorgfältig erwogen und geprüft, dennoch kann eine Garantie nicht übernommen werden. Eine Haftung der Autoren bzw. des Verlags und seiner Beauftragten für Personen-, Sach- und Vermögensschäden ist ausgeschlossen.

DANK DER AUTOREN

Wir danken dem Redaktions- und Produktionsteam für ihre hervorragende Arbeit an diesem Buch, der Fotografin Ruth Jenkinson und ihrer Assistentin Kerri Lee, den Models Sarah Clive, Viviene Jay, Richard Beaumont, Amanda Wright, Michael Hakeem, Sarah Jane Oliver und Sebastian Naylor.

ÜBER DIE AUTOREN

Kevin und Barbara Kunz sind Pioniere auf dem Gebiet der Reflexzonenmassage und beschäftigen sich seit über 25 Jahren intensiv mit diesem Thema. Die international anerkannten Experten sind auf der ganzen Welt unterwegs, um die Reflexzonentherapie noch bekannter und noch mehr Menschen zugänglich zu machen. Darüber hinaus sind sie an der Leitung der Organisation Reflexology Research beteiligt und Mitherausgeber der Verbandszeitschrift *Reflexions* (die bereits seit über 20 Jahren erscheint).

Kevin und Barbara Kunz betreiben in Santa Fe, New Mexico, eine eigene Praxis und pflegen zwei häufig frequentierte Websites zum Thema. Sie haben mehrere Bücher veröffentlicht.

03

REFLEXZONEN

LINKE HANDFLÄCHE

Die Reflexzonen der linken Hand sind mit der linken Körperseite verbunden. Die Zone der Wirbelsäule verläuft den Daumen entlang, die der Schulter liegt mehr in Richtung Handkante. Die Zonen für Kopf und Nacken befinden sich an den Fingern.

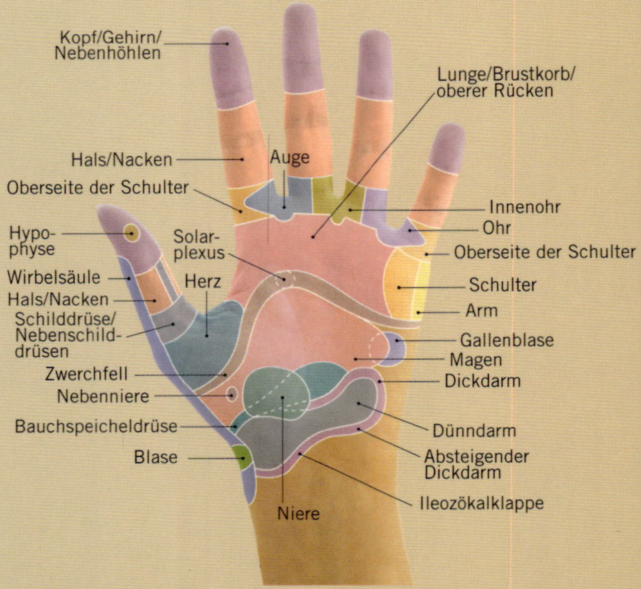

RECHTE HANDFLÄCHE

Die Reflexzonen in der rechten Handfläche beziehen sich auf die rechte Körperhälfte. Da die inneren Organe nicht völlig symmetrisch im Körper liegen, unterscheiden sich auch die Reflexzonen in beiden Händen. Für die Leber z. B. gibt es nur in der rechten Hand eine Reflexzone.

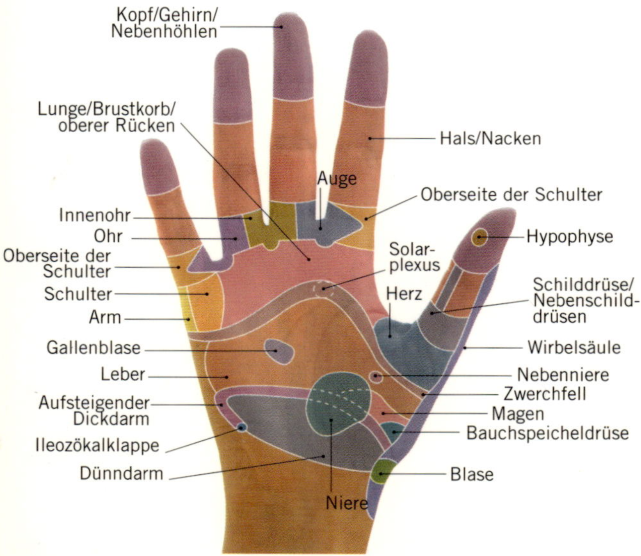

02

REFLEXZONEN

LINKER FUSSRÜCKEN

Diese Reflexzonen beziehen sich auf die linke Körperhälfte. Die Zone der Wirbelsäule verläuft an der Fußinnenseite und die Schulterzone an der Außenseite. Die Zonen für Lunge, Brust und Brustkorb sowie den oberen Rücken fallen zusammen, der entsprechende Bereich erstreckt sich von der Wirbelsäulenzone bis zur Schulterzone.

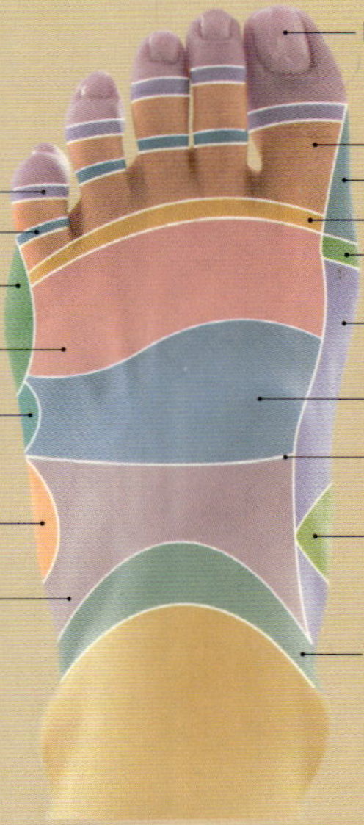

RECHTER FUSSRÜCKEN

Die Zonen auf dem rechten Fußrücken stehen in Verbindung mit der rechten Körperseite. Die Querlinie in der Mitte steht für den unteren Rand des Brustkorbs, die Zonen des oberen Rückens und des Brustraums liegen darüber, jene des unteren Rückens und der Bauchorgane darunter. Die Zone für die Leiste verläuft rund um den Knöchel.

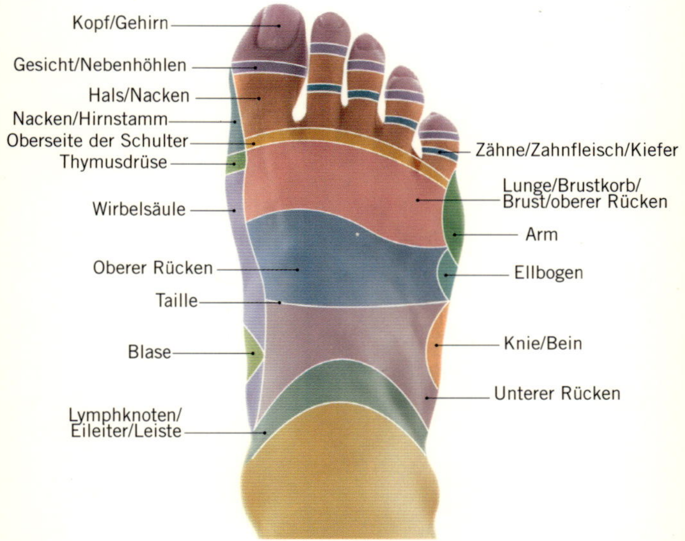

01

REFLEXZONEN

LINKE FUSSSOHLE

Die Reflexzonen des linken Fußes stehen in Verbindung mit der linken Körperseite. Hier sind die Zonen des Herzens, Magens und der Bauchspeicheldrüse größer als am rechten Fuß, weil diese Organe überwiegend in der linken Körperhälfte liegen.

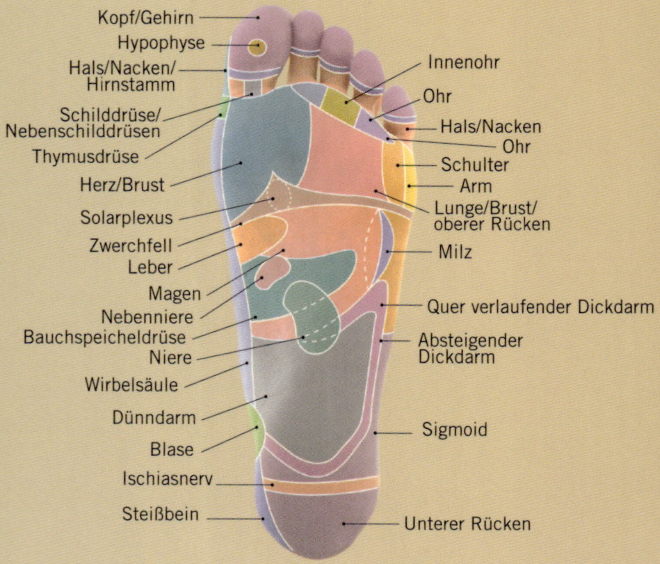

RECHTE FUSSSOHLE

Die Reflexzonen des rechten Fußes stehen in Verbindung mit der rechten Körperseite. So bezieht sich beispielsweise die Armzone auf den rechten Arm und die Leberzone ist hier viel größer als am linken Fuß, weil die Leber größtenteils in der rechten Körperhälfte liegt.

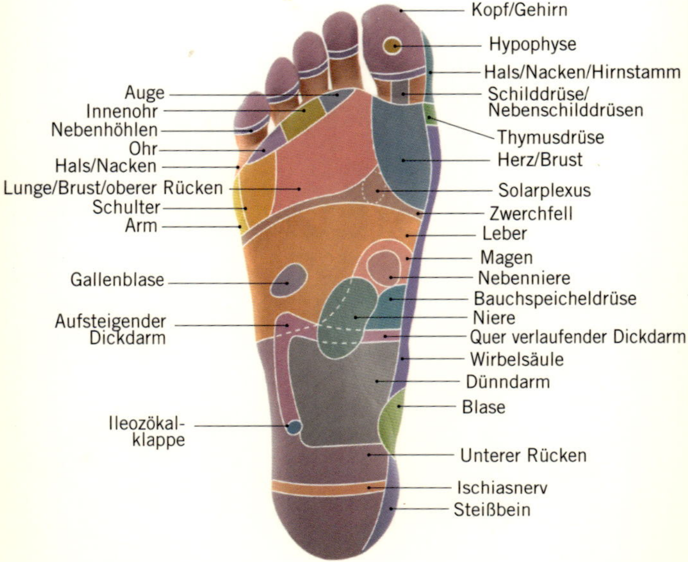

Fußreflexzonenmassage (12–32)

Unsere Füße passen sich dem herrschenden Untergrund hervorragend an, doch wenn wir ihnen immer nur ebenes Pflaster bieten, werden sie und der restliche Körper auf Dauer in Mitleidenschaft gezogen. Auf diesen Karten wird gezeigt, wie man besonders beanspruchte Zonen an den Füßen bearbeiten kann.

Handreflexzonenmassage (33–47)

Wenn Sie viel an einer Computertastatur arbeiten, können Sie Ihre Hände mittels Reflexzonenmassage entspannen und pflegen. Hier erfahren Sie, wie Sie dabei vorgehen sollten – von den Fingern und Daumen über die Handfläche bis zum Handrücken.

Selbstbehandlung (46–52)

Die hier vorgestellten Techniken eignen sich für regelmäßige Reflexzonenmassagen – und somit z. B. auch zur Behandlung chronischer Krankheiten. Diese kleinen Sequenzen können sowohl an den Händen wie an den Füßen angewendet werden – jederzeit und überall.

WAS IST DAS?

Die moderne Reflexzonentherapie hat ihren Ursprung im 19. Jahrhundert und entwickelte sich nach 1930 zu voller Blüte. Eunice Ingham und andere begannen zu dieser Zeit, die Reflexzonen an Händen und Füßen auf Karten zu verzeichnen. Doch archäologischen Funden zufolge haben die Menschen vermutlich schon im Altertum zur Heilung Hand- und Fußzonen behandelt. Ägyptische Bilder aus dem dritten vorchristlichen Jahrtausend zeigen, wie Hände und Füße bearbeitet wurden.

Vorzüge der Reflexzonenmassage

Die meisten Menschen entscheiden sich für diese Therapie, weil sie eine ungefährliche, hochwirksame, natürliche und leicht anwendbare Behandlungsform für zahlreiche Beschwerden ist. Sie stellt weder einen operativen Eingriff dar noch erfordert sie Medikamente. Darüber hinaus ist sie schnell zu erlernen und man kann sich selbst damit überall behandeln. Mithilfe der Reflexzonentherapie kann man die Ursachen vieler Gesundheitsprobleme angehen, Stress abbauen und die Auswirkungen früherer Verletzungen und Krankheiten lindern. Nicht zuletzt können wir durch die sanften Berührungen unsere Fürsorge und Zuneigung einem lieben Menschen gegenüber ausdrücken.

Ganz besonders spricht für die Reflexzonenmassage, dass man damit Stress reduzieren kann – Stress ist in etwa 80 Prozent der Fälle maßgeblich an der Entstehung von Krankheiten beteiligt und in den restlichen 20 Prozent trägt er zumindest dazu bei. Die Arbeit mit den Reflexzonen

kann die Stressmuster auflösen. Eine einzelne Behandlung unterbricht den Dauerstress, mehrere Behandlungen können eine tiefer gehende Veränderung bewirken, sodass der Körper sich angewöhnt, effektiver auf äußeren Stress zu reagieren.

DIE REFLEXZONENMASSAGE

- dient der allgemeinen Gesundheitsvorsorge
- ist eine natürliche Behandlungsmethode für eine Vielzahl von Erkrankungen
- kann die Folgen von Verletzungen lindern
- hilft bei strapazierten oder überanstrengten Füßen und Händen
- kann zur Schmerzlinderung eingesetzt werden
- erhält Ihre manuelle Geschicklichkeit und Feinmotorik
- fördert die tiefe Entspannung des Körpers
- setzt Endorphine frei, unsere körpereigenen »Wohlfühlstoffe«

Mit einer Reflexzonenmassage können Sie jemandem liebevolle Aufmerksamkeit schenken, die Sie beide bereichert.

Bei der Reflexzonenmassage wird Druck auf spezielle Zonen der Hände und Füße ausgeübt, um heilsam auf die zugeordneten Organe und Körperteile einzuwirken. Die Druckrezeptoren in Handflächen und Fußsohlen stehen mit dem restlichen Körper in Verbindung. Wenn sie stimuliert werden, stellt sich im Körper Entspannung ein. Folgen Sie den in dieser Box vorgestellten Vorschlägen für eine komplette Reflexzonenmassage oder wenden Sie eine bestimmte Technik in einer Problemzone an.

Reflexzonen (Karten 01–04)

Die Reflexzonen der Füße und Hände ergeben »Landkarten«, die der Anatomie des Körpers ähneln. Die Zone des unteren Rückens liegt z. B. an den Fersen. Auf diesen Karten erfahren Sie, wie Sie mittels spezieller Techniken Druck auf bestimmte Zonen ausüben und so an anderer Stelle im Körper eine Heilreaktion auslösen können.

Techniken (05–11)

Bei der Reflexzonenmassage werden vier Grundtechniken eingesetzt, um eine größere Fläche abzudecken oder punktgenau Druck auszuüben. Auf diesen Karten werden die entsprechenden Techniken detailliert erläutert. Darüber hinaus wird erklärt, in welchen Fällen diese Techniken einzusetzen sind.

HANDREFLEXZONENMASSAGE

SELBSTBEHANDLUNG

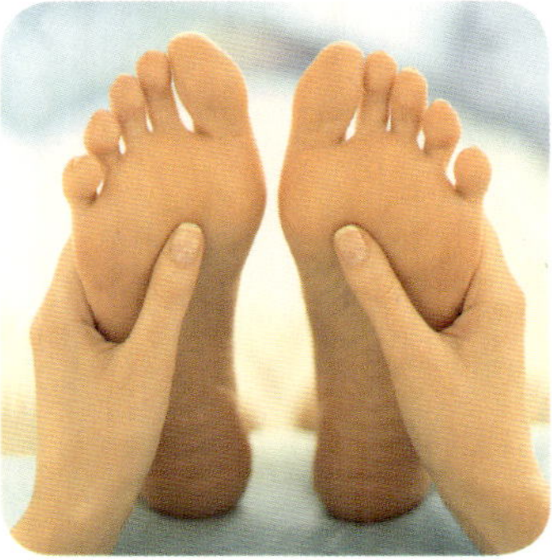

Vorbereitungen

Wenn Sie einen Freund oder einen Verwandten mit einer Reflexzonenmassage verwöhnen möchten, sollte diese in einer Atmosphäre stattfinden, die einen ungezwungenen Austausch zwischen Ihnen beiden begünstigt. Dabei brauchen Sie nicht viel Aufwand zu treiben. Einige Dinge sollten Sie bereitlegen, bevor Sie beginnen. Kissen zum Abstützen und zum Hochlegen des Fußes oder der Hand, an der Sie gerade arbeiten, sowie eine leichte Decke zum Zudecken. Kerzen sorgen für schönes Licht. Der Behandelte sollte auf einer Couch liegen oder auf einem Stuhl sitzen. Sie sollten ihm gegenüber oder neben ihm sitzen, sodass Sie ihn problemlos massieren und ihm ins Gesicht sehen können.

Hilfsmittel für die Selbstbehandlung

Mit Massagehilfen und speziellen Geräten können Sie sowohl Reflexzonen an Händen und Füßen wie auch Verspannungen im Körper punktgenau bearbeiten und den Stress so auflösen. Wenn Sie nicht viel Zeit haben, massieren Sie sich selbst, während Sie am Schreibtisch sitzen oder irgendwo in einer Warteschlange stehen. Diese Geräte sollten Sie nur zur Selbstbehandlung einsetzen. Achten Sie darauf, wie sich unterschiedlich starker Druck von Fußrollern oder Golfbällen an den verschiedenen Stellen anfühlt, und massieren Sie nur bis knapp an die Schmerzgrenze.

Massagehilfen für die Füße

Zylindrische Objekte rollen Sie am besten unter den Füßen hin und her. Sie können solche Fußroller kaufen oder im Haushalt finden: Experimentieren Sie z. B. mit Kegeln oder den Sprossen eines Stuhls. Ein Fußroller ist ideal zur Selbstbehandlung, weil bei ihm Größe und Form stimmen.

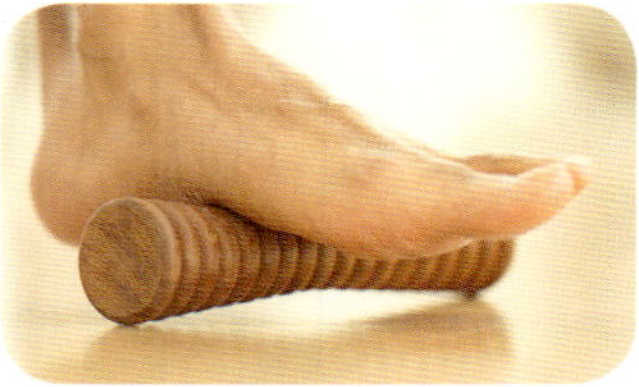

Massagehilfen für die Hände

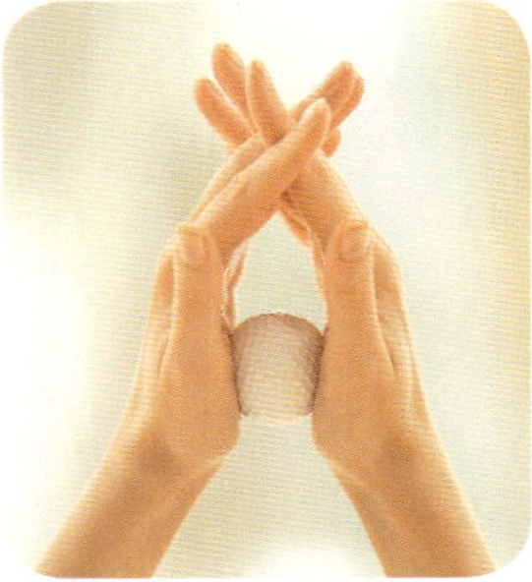

Die Handmassage mit Geräten ist meist unaufwändiger und lässt sich diskreter ausführen als die Fußmassage. Geeignet sind Golfbälle und Ähnliches, z. B. auch Spielzeug für Haustiere.

IN DIESER BOX

REFLEXZONEN

TECHNIKEN

FUSSREFLEXZONENMASSAGE